Happy patient

Happy patient

Axelle Ayad N'Ciri

À toutes celles et tous ceux qui se lèvent
le matin pour que le monde
de demain soit plus juste qu'hier

Marina Kvaskoff

Docteure en santé publique,
épidémiologiste,
chercheuse à l'Inserm

Marina est un médecin dont l'engagement auprès des malades chroniques a été récompensé. En 2021, les patients ont voté pour qu'elle soit la gagnante du prix de la Soignante engagée Mapatho.

Lorsque j'ai commencé à travailler dans la recherche, je ne connaissais pas l'endométriose. Je n'avais jamais entendu parler de cette maladie qui touche pourtant une femme sur dix. C'était en 2005, j'avais commencé à explorer mon sujet de thèse sur l'influence des hormones stéroïdiennes sur le mélanome cutané, et l'endométriose faisait partie de mes expositions hormonales d'intérêt. J'ai alors découvert ce que vivaient des millions de femmes au quotidien, lu leur calvaire lié à des années d'errance médicale – à voir leurs souffrances niées et reléguées au rang de douleurs psychosomatiques, les difficultés à être enceintes, les symptômes débilitants, les douleurs paralysantes, l'incompréhension de l'entourage. J'étais d'abord émue de ces récits, puis choquée du manque de connaissances sur la maladie, du peu de recherche et de moyens consacrés à l'étude de l'endométriose. Tout en continuant à travailler sur le cancer, j'ai poursuivi mon exploration de cette maladie qui me touchait particulièrement en tant que femme. J'ai ressenti une grande injustice, qui est globale en ce qui concerne la santé des femmes, et j'ai eu envie de consacrer la majeure partie de mes recherches sur l'endométriose et la santé des femmes.

Aujourd'hui, une personne sur trois est atteinte de maladie chronique. L'endométriose est l'une de ces maladies au long cours sur lesquelles on connaît si peu et on a tant à découvrir. Les connaissances ont évolué lentement sur ces pathologies, et comme vous le lirez dans ce livre, leur prise en charge reste inadaptée sur bien des aspects. Dans certaines pathologies, les patients ont changé de posture et ont pris les choses en main : une « révolution du patient » s'est opérée, ils sont devenus acteurs de leur prise en charge et de leur pathologie. Le *patient empowerment* (« émancipation du patient ») plaide aujourd'hui pour une implication directe dans les choix thérapeutiques qui le concernent et une prise en compte de son vécu et de ses préférences.

À côté de leur prise en charge, les patients peuvent aussi devenir acteurs de la recherche sur leur maladie. C'est dans ce contexte de révolution du patient que s'est construit ComPaRe (Communauté de patients pour la recherche de l'AP-HP). ComPaRe est une plateforme participative qui vise à accélérer la recherche sur les maladies chroniques. Toute personne atteinte d'une ou plusieurs maladies chroniques peut participer et devenir actrice de la recherche sur sa maladie, simplement en répondant à des questionnaires en ligne tous les mois (sur compare.aphp.fr). Les données collectées ont pour but de mieux comprendre les maladies chroniques et d'améliorer la qualité de vie des patients et leur prise en charge. En plus d'une recherche globale sur les maladies chroniques et la pluripathologie, ComPaRe, qui inclut près de 50 000 patients, comporte des projets spécifiques par pathologie. Ainsi, la cohorte ComPaRe-Endométriose regroupe 11 000 personnes atteintes d'endométriose et/ou d'adénomyose qui seront suivies sur le long terme. Le programme de recherche que je dirige vise notamment à mieux comprendre l'évolution de la maladie et ses symptômes au cours du temps, décrire son impact, et identifier les facteurs associés à une meilleure réponse au traitement. Grâce à l'engagement des patientes qui participent activement à ce projet, nous espérons générer de nombreuses nouvelles connaissances sur la maladie qui contribueront à améliorer la prise en charge et la qualité de vie des malades.

Ces données et témoignages sont précieux, car les patients comprennent mieux que quiconque les réalités de leur quotidien avec la maladie. Directement concernés, ils sont les mieux placés pour identifier leurs besoins en termes de prise en charge à toutes les étapes du soin, du diagnostic au traitement jusqu'au suivi de l'évolution de leur maladie.

Axelle Ayad N'Ciri est atteinte de trois maladies chroniques. Dans ce manifeste, elle met en lumière les nombreuses inégalités auxquelles font face les personnes atteintes de maladie(s) chronique(s) et nous montre en quoi la société gagnerait à changer les choses.

Elle propose des actions simples et concrètes pour réduire ces inégalités et permettre une meilleure connaissance des maladies chroniques et une meilleure prise en charge pour tous.

La société évolue, elle se veut de plus en plus inclusive. Des voix s'élèvent pour aller vers une société plus juste, qui n'est pas seulement faite pour les hommes, les personnes hétérosexuelles, blanches, ou valides, mais qui prend en compte la diversité de tous les individus qui la composent. Voici une voix qui s'élève pour porter la cause des vingt millions de malades chroniques en France et rendre la société plus juste.

INTRODUCTION

Être malade et être heureux ne sont pas des propositions antinomiques

Il y a deux ans, je mettais un point final à mon premier essai, *Lonely patient*, dans lequel je voulais alerter sur l'étendue du problème que représente la maladie chronique en France et sur l'urgence de penser différemment notre système de santé. Vingt millions de malades chroniques, un Français sur trois, les chiffres donnent le tournis… et pourtant j'avais l'impression désespérante que personne ne prenait la mesure du problème ! Les maladies chroniques sont principalement des maladies invisibles, ce qui les rend pernicieuses pour ceux qui en sont affectés. Personne ne sait que les malades sont malades. Et eux-mêmes peuvent mettre très longtemps à s'en rendre compte.

Tout le but de *Lonely patient* était de faire sortir les patients de la clandestinité en donnant une foule d'éléments concrets pour mieux appréhender la maladie chronique. Pour les malades, je voulais qu'ils s'approprient la maladie, qu'ils trouvent des ressources pour comprendre ce qu'ils vivaient. Pour les autres acteurs, il s'agissait de les pousser à comprendre que la maladie chronique n'est pas un accident ponctuel et lointain mais une réalité quotidienne de nos sociétés.

Avant toute chose, je voulais lutter contre l'invisibilisation des malades et de leur pathologie. Comment peut-on être si nombreux mais se sentir si seuls dans notre combat contre la maladie ?

Pour cela, il fallait définir au mieux la maladie chronique. Comment ? En rappelant par exemple que l'Organisation mondiale de la santé la décrit comme une maladie qui dure plus de six mois et qui, en règle générale, évolue lentement. Cette définition englobe des affections très différentes qui vont de maladies relativement bénignes et bien prises en charge comme l'acné jusqu'à des maladies graves, comme le diabète, les cardiopathies, certaines affections respiratoires chroniques ou les cancers, qui touchent chaque année des millions de personnes dans le monde... Ces maladies sont d'autant plus insidieuses que leurs symptômes peuvent être intermittents. On ne souffre pas tout le temps et donc on peut mettre du temps à se soigner. À cela s'ajoute le déficit d'information qui fait que la recherche d'un diagnostic est loin d'être évidente pour les malades chroniques (j'y reviendrai après) !

Bref, la situation que je décrivais dans *Lonely patient* était d'autant plus complexe que je souhaitais montrer une réalité invisible.

Pour mon plus grand bonheur, depuis deux ans, beaucoup de choses ont changé. Peu à peu, les malades chroniques commencent à sortir de l'ombre. Aux côtés de la plateforme Mapatho.com que j'ai créée, je me rends compte que de nouvelles initiatives émergent tous les jours. Par exemple, le ministère de la Santé a lancé début 2021 une stratégie nationale contre l'endométriose, maladie qui touche près de 3 millions de femmes en France.

La maladie chronique est l'une des grandes causes sanitaires de notre époque. Nous le savons : nous sommes toujours plus nombreux. Nous sommes 20 millions aujourd'hui et nous serons 23 millions en 2025 d'après les prévisions réalisées avant la crise sanitaire de la Covid-19 auxquels devront s'ajouter tous les malades souffrant d'une nouvelle maladie chronique dont on peine encore à mesurer les symptômes : la Covid longue. La maladie chronique est donc toujours une question aussi urgente que fondamentale. Chaque année, des gens voient leurs vies brisées par l'irruption d'une pathologie dont ils n'avaient parfois jamais entendu parler.

Ces initiatives ne font pas encore système. Au-delà du système de santé qui peine à s'adapter à la chronicisation de la maladie, c'est toute notre démocratie qui oublie un tiers des citoyens : l'usage de nombreux droits civiques reste parfaitement inégalitaire pour les malades.

J'ai voulu écrire ce manifeste comme un appel à l'égalité et au bonheur pour tous. Aujourd'hui, la maladie chronique ne devrait pas être une source d'inégalité pour ceux qui en sont atteints. Nous n'arriverons pas seuls à ce que les malades chroniques deviennent *Happy patient* : il faut que les pouvoirs publics s'engagent avec nous pour accomplir la promesse d'égalité entre les citoyens qui s'affichent sur les frontons de toutes nos mairies.

J'ai identifié cinq domaines dans lesquels les malades chroniques subissent toujours des inégalités inexplicables. Ces problématiques vont au-delà du système de santé et de l'accès aux soins. Elles touchent tous les aspects de la vie.

Il n'y aura pas de patients heureux tant que nous n'aurons pas pris en compte la sphère non médicale. Ainsi, j'ai voulu mettre en lumière la manière dont les malades affrontaient les inégalités territoriales ; comprendre comment ils s'organisaient face au bouleversement de leur vie quotidienne ; réfléchir à l'impact de leur maladie sur leur travail et les relations qu'ils entretiennent avec leur employeur. Enfin, je me suis posé la question, cruciale dans un pays comme la France, de l'accès à la propriété des malades chroniques, aujourd'hui mise en difficulté dans un *process* d'obtention de crédit immobilier standardisé. Tous ces thèmes sont autant de sujets auxquels les malades chroniques devront faire face au cours de leur vie de citoyens.

J'ai voulu montrer ce qui dans chacune de ces cinq problématiques est déjà mis en place et ce que nous pourrions améliorer. Voilà pourquoi ce manifeste engagé cherche à s'emparer de cette question avec l'objectif que les vingt-trois millions de malades chroniques en 2025 soient des patients heureux ! Chaque chapitre commencera par une question dystopique et se terminera par des mesures concrètes qui auront pour but de transformer l'approche de la maladie chronique aujourd'hui et demain.

Avant d'entrer dans ce manifeste, il faut garder en tête que la maladie chronique n'est pas une fatalité, et que les malades ne sont pas responsables de ce qui leur arrive.

À nous de nous battre pour que les patients soient des patients heureux.

CHAPITRE I

Plus vite

Imaginez que le système soit conçu pour vous laisser errer pendant des années avant de mettre un nom sur vos souffrances ? Que diriez-vous si l'écoute de votre médecin dépendait de votre niveau de revenus ?

Comme un Français sur trois, vous auriez remarqué un dysfonctionnement corporel ou psychique et vous auriez consulté jusqu'à quinze médecins pour déterminer l'origine de ce dysfonctionnement. Comme 44 % des malades, vous auriez changé de médecin après le diagnostic.

La situation peut devenir absolument dramatique. Pour s'en rendre compte, il faut parfois passer par le témoignage. « On ne m'écoute pas, on me trimbale entre un nombre incalculable de médecins et spécialistes. Je n'en peux clairement plus de tout cela... Et ce depuis neuf ans au mois de juin cette année. »

Dans la recherche de diagnostic comme dans le traitement, les malades chroniques font face à des défis colossaux. C'est d'abord l'errance diagnostique, c'est-à-dire un problème structurel dans l'approche médicale de leurs pathologies. Par ce terme, on désigne la période qui s'écoule entre l'apparition des symptômes et le moment où un diagnostic précis est posé par un médecin. Si c'est l'affaire de quelques heures dans le cas de maladies aiguës ou de quelques semaines pour des maladies plus graves mais bien connues du corps médical, la quête d'un diagnostic peut durer des années pour certaines pathologies chroniques !

Malheureusement, les patients ne sont pas encore tirés d'affaire lorsqu'ils ont mis un mot sur leurs souffrances. L'accès à l'expertise médicale est un enjeu crucial si l'on veut améliorer la condition de millions de malades chroniques.

La singularité de ces maladies, d'autant plus handicapantes qu'elles sont intermittentes, exige un suivi médical adapté.

En premier lieu, pour accélérer le diagnostic, la connaissance des principaux symptômes des maladies par les malades eux-mêmes est primordiale. Or la connaissance médicale et l'accès à l'éducation médicale de façon plus large sont répartis de façon très inégale en fonction du milieu social. L'errance diagnostique varie considérablement d'une classe sociale à l'autre.

Selon une étude OpinionWay pour Mapatho réalisée en juillet 2021, les malades vivant dans un foyer gagnant plus de 2 000 € par mois arrivent à un diagnostic en moyenne un an et demi après l'apparition des premiers symptômes, alors qu'il faut près de trois ans pour ceux vivant dans un foyer gagnant moins de 2 000 € par mois. Ces écarts sont d'autant plus flagrants lorsque l'on considère les hauts revenus : l'immense majorité des malades vivant dans un foyer gagnant entre 3 000 et 3 500 € par mois attend en moyenne moins d'un an pour poser un diagnostic.

Comment améliorer la situation ? En développant l'usage d'initiatives émergentes qui facilitent le diagnostic et la prise en charge médicale de tous. Par exemple, la diffusion d'outils de prévention clairs et imagés pour expliquer les symptômes de maladies chroniques est une des voies afin de rendre accessible l'éducation médicale nécessaire pour s'alerter en cas de besoin.

Sur Mapatho, nous avons créé des fiches de prévention dans lesquelles les symptômes sont représentés par des infographies avec des émoticônes. La simplicité de cette représentation graphique a une fonction centrale : démocratiser l'accès à l'information et la rendre visuellement accessible aux plus jeunes. C'est d'autant plus important que certaines pathologies chroniques émergent dès l'adolescence, un âge où l'on a du mal à entendre que l'on puisse être malade. Ces infographies représentent une première étape dans l'appréhension de la maladie et permettent d'engager une conversation avec le médecin. On met un mot sur les symptômes qui leur compliquent la vie et on va chercher le diagnostic dont on a besoin. Je crois que ce type de visuels accessibles, informatifs et préventifs est nécessaire pour faciliter l'accès au diagnostic !

Il faut en faire plus pour informer le public ! Que ce soit dans la lutte contre le tabagisme, le sida ou le cancer, les campagnes d'information ont démontré leur efficacité. Depuis quelques années, certaines d'entre elles ciblent les maladies chroniques. C'est par exemple le cas de la campagne « Les règles c'est naturel, pas la douleur » qui cherche à alerter le public sur les symptômes de l'endométriose. Avec des mots simples, elle lutte contre des millénaires de stéréotypes sur les règles qui ont poussé des millions de femmes à ne pas rechercher outre mesure les causes des douleurs terribles qu'elles ressentaient pendant leurs cycles menstruels. À mon sens, cette campagne n'a pas été assez relayée par l'État pour que son impact soit majeur dans le diagnostic de l'endométriose. L'accès à une information de qualité est le nerf de la guerre.

Un autre problème de l'information, c'est paradoxalement le trop-plein d'informations… La richesse d'Internet pèse sur les malades et elle peut s'ajouter à leur anxiété ! Bien souvent, l'information médicale est difficile à sourcer et se présente dans une langue qui n'est pas nécessairement abordable. L'accès à l'information doit s'accompagner d'une capacité à la comprendre et à l'utiliser pour sa propre santé et/ou son autonomie. Alors comment se retrouver dans la marée d'informations disponibles ? Et surtout, comment les utiliser en préalable à la visite chez le médecin et non comme un carburant à angoisse ? Car si l'on n'est pas préparé, la consultation de sites d'information médicale peut provoquer un sentiment de vertige terrible, que l'on soit malade chronique ou non !

D'une part, il est très difficile de se retrouver dans l'océan des sites existants. Que ce soit à l'échelle nationale ou internationale, il n'existe pas vraiment d'organismes de certification et le patient en recherche d'informations peut aussi bien provenir d'un site de qualité que d'une plateforme qui joue de sa peur et de son inquiétude pour augmenter son trafic.

D'autre part, ces sites participent encore une fois à creuser le fossé social car ils développent un fort biais de reproduction : les personnes qui en profitent le mieux sont celles qui sont aujourd'hui les plus éduquées. Dès le milieu des années 2000, contre toute attente, les dirigeants de Doctissimo remarquaient que leur visiteur moyen était le plus souvent aisé et très diplômé. Nous sommes loin de la démocratie « sanitaire ».

Néanmoins, d'autres applications ont émergé pour proposer des pistes aux malades en recherche de diagnostic. J'ai remarqué qu'une plateforme tirait son épingle du jeu par sa simplicité d'utilisation et la robustesse des informations restituées : Symptoma. Fondé en Autriche, cet outil a été développé en 36 langues et a recensé plus de 20 000 pathologies. Il est extrêmement maniable : on entre ses symptômes dans une page de discussion et un robot propose des pathologies possibles ; chaque nouveau symptôme amène une modification des propositions. Cela permet d'identifier un certain nombre de possibilités immédiatement et de préciser les recherches que l'on veut faire avant de rencontrer son médecin ou dès lors que l'on a déjà initié le dialogue vers le diagnostic. Tout cela est gratuit, je le précise car bon nombre d'outils de ce type sont encore malheureusement payants.

Continuons notre chemin : vous avez identifié un symptôme depuis des mois sans arriver à savoir d'où cela venait, vous avez complété vos symptômes dans un outil digital et maintenant vous souhaitez prendre rendez-vous avec votre médecin généraliste pour qu'il vous oriente vers un spécialiste qui connaîtra parfaitement votre pathologie. Vous êtes heureux car le cauchemar est enfin terminé.

Mais rapidement vous faites face à une autre difficulté : trouver le spécialiste adapté à cette pathologie ! Alors que la problématique de la maladie chronique (à vie) commence à émerger par rapport à la maladie aiguë (qui ne dure qu'un temps), c'est loin d'être simple. Avec des maladies identifiées depuis longtemps, la chaîne de référencement médical peut bien fonctionner : on est diagnostiqué puis on est aiguillé vers le spécialiste adapté qui saura vous prendre en charge. C'est beaucoup plus difficile avec certaines maladies chroniques : il y a des pathologies rares ; d'autres n'ont été identifiées que récemment ; enfin, certaines d'entre elles ont longtemps fait l'objet d'un déni de la majorité du corps médical ou le sont encore comme la fibromyalgie.

Face à cette réalité, je pense que nous avons pour habitude de nous engouffrer dans un faux débat. Le problème n'est pas moins le nombre de médecins en France que l'orientation du bon patient vers le bon médecin. Les chiffres parlent d'eux-mêmes. D'un côté, plus de 250 pathologies chroniques et 7 000 maladies rares. De l'autre, 100 000 médecins spécialistes en France pour… 43 spécialités.

Par manque d'informations claires sur l'expertise du spécialiste et d'orientation de qualité, combien de dermatologues spécialisés dans le psoriasis voient leurs agendas saturés par des patients qui ont une verrue à traiter ? Pendant ce temps, des personnes dont la vie est stoppée à cause de crises chroniques de psoriasis qui ont des conséquences bien au-delà de la peau peinent à rencontrer les spécialistes qui pourraient les aider à traiter leur maladie.

Selon l'étude que j'évoquais, à ce jour, 10 % des patients sont toujours à la recherche d'un médecin référent de confiance pour prendre en charge leur maladie. À l'échelle des 20 millions de patients diagnostiqués, cela représente 2 millions de Français qui sont en errance postdiagnostique. Ils connaissent le nom de leur maladie mais recherchent toujours un médecin pour les prendre en charge.

Cette donnée est encore plus impressionnante pour les jeunes : un tiers des patients de moins de 35 ans sont toujours à la recherche d'un médecin de confiance pour le suivi de leur maladie.

Justement, l'un des objectifs de Mapatho est d'organiser un système de référencement des médecins par les patients et les associations. Ainsi, un malade fraîchement diagnostiqué saura qu'il peut faire confiance au spécialiste qu'il ira consulter puisque d'autres patients atteints de la même pathologie le lui auront recommandé. L'équipe de Mapatho se charge de contacter ce médecin pour confirmer la pertinence de l'information avant de publier son nom sur la plateforme. Ce processus est la garantie d'une prise en charge pertinente.

C'est aussi la garantie d'une vraie relation de confiance entre patient et médecin. Encore aujourd'hui, dans la plupart des relations entre patient et médecin, ce dernier se place en tant que seul sachant et peut manquer de pédagogie. Par conséquent, ces médecins sont très souvent jugés paternalistes et maladroits dans leur approche de la maladie chronique. Le malade qui vivra toute sa vie avec une ou plusieurs maladies souhaite en savoir davantage sur sa condition, prendre de vraies décisions médicales partagées et créer une relation de confiance avec son médecin. En quelque sorte, il délègue la gestion d'un de ses biens les plus précieux : sa santé. Quoi de plus normal ? Lorsqu'il s'agit de mon argent, je veux avoir confiance dans mon banquier. Cette exigence me semble tout aussi fondamentale lorsqu'il s'agit de ma santé.

Ce problème de prise en charge et d'expertise médicale adaptée est urgent car il dépasse le strict cadre de la maladie et croise d'autres problématiques contemporaines, notamment celle des inégalités de genre. De fait, les dépenses de santé du ménage sont, dans la grande majorité des foyers, gérées par des femmes et les maladies qui bénéficient le moins de recherche médicale sont celles… féminines. Alors que notre système peine à bien penser la prise en charge, son poids retombe généralement sur les aidants, très souvent des femmes encore une fois, qui sont plus susceptibles que le reste de la population d'entrer en dépression, avec toutes les conséquences (problèmes cardiaques, troubles de la concentration, diabète) que cela peut induire. Autrement dit, une prise en charge inadaptée de la maladie chronique peut provoquer l'émergence d'autres maladies chroniques ! C'est un véritable cycle infernal que seule une politique résolue pourrait endiguer.

Pour que tous les malades chroniques n'aient pas à errer dans le tunnel de la prise en charge, j'ai réfléchi à des propositions qui pourraient permettre de démultiplier l'effet des initiatives que j'ai déjà décrites au-dessus.

Je pense que la clef est d'améliorer l'information. Dans la recherche de diagnostic, c'est l'ensemble de la communauté citoyenne qui doit être alertée. En l'état, et c'est un triste constat, s'il n'y a pas des associations qui poussent, pathologie par pathologie, rien ne se passe au niveau étatique. Aujourd'hui, pour faire bouger la considération des patients, il faut que des citoyens se mobilisent, créent une association, s'organisent pour se faire entendre des pouvoirs publics (et parfois s'obligeant à crier plus fort que l'association voisine pour faire avancer ses problématiques) puis proposent des idées et cherchent des financements. L'information est pourtant une solution évidente pour lutter contre l'errance diagnostique.

Il en va de même pour l'engagement des patients dans l'évolution de la connaissance médicale : les patients doivent pouvoir s'engager avec les chercheurs pour permettre à chacun de mieux comprendre les symptômes des maladies.

Une initiative vise à intégrer les malades chroniques dans le monde de la recherche : ComPaRe, qui propose de nombreuses pistes collectées directement auprès des patients pour améliorer la prise en charge des maladies chroniques. Avec une communauté de près de cinquante mille malades chroniques, cette plateforme a pour but de leur donner un rôle plus important dans l'élaboration de la recherche qui concerne leurs pathologies. Une initiative comme celle-là me paraît formidable ! C'est dans cette direction-là que nous devons pousser si nous voulons tenir la promesse d'égalité de notre pays envers tous les malades.

Voici des points sur lesquels il nous faut faire évoluer. L'État doit prendre en compte la problématique générale des maladies chroniques en les fédérant plutôt que de continuer à avancer pathologie par pathologie sans aucune vue d'ensemble. D'un point de vue pragmatique, c'est une nécessité de santé publique autant qu'un impératif budgétaire. À l'heure actuelle, les autorités s'épuisent à construire des protocoles pour chaque maladie chronique, sans vue d'ensemble ou réflexion globale sur des sujets communs à l'ensemble d'entre elles comme l'errance diagnostique ! Les malades chroniques sont pluripathologiques : la défaillance d'un organe impacte les autres qui prennent le relais et s'épuisent à leur tour.

Je suis persuadée que le raccourcissement de la durée des errances pré- et postdiagnostiques passera par une meilleure éducation des citoyens. L'information est la clef si l'on veut que l'immense majorité des malades chroniques deviennent des patients acteurs capables de se repérer dans le labyrinthe de leur maladie.

Pour améliorer cette situation à venir, l'État pourrait initier deux approches auprès des plus jeunes. D'abord à l'école, il faudrait renforcer l'éducation médicale des élèves. Les cours de SVT devraient intégrer plus de renseignements sur les organes et leurs possibles failles dont les maladies chroniques. La fin du collège me paraît un moment adapté pour commencer à poser les bases d'une vraie conscience médicale chez les citoyens en devenir. C'est à ce moment-là que l'on introduit les cours d'éducation sexuelle, et je suis persuadée que ceux-ci devraient s'inscrire dans une réflexion pédagogique plus générale sur les questions de santé et de bien-être dans laquelle nous pourrions redonner sa place à la médecine scolaire qui se raréfie.

J'y vois aussi une manière de lutter contre les psychoses et les peurs que peut alimenter la consultation solitaire de sites internet. Cette détresse numérique est un véritable fléau, particulièrement dangereux chez des adolescents et des jeunes gens fragiles et parfois mal formés à la hiérarchisation des contenus en ligne…

Dans un second temps, et pour compléter cette première phase d'éducation médicale, nous pourrions créer une consultation spécifique avec un médecin généraliste ou une infirmière de pratique avancée pour tous les citoyens à partir du moment où ils deviennent responsables de leur propre santé. Cette consultation d'éducation thérapeutique se rapprocherait de la première consultation chez le pédiatre pour les jeunes parents durant laquelle le médecin leur explique les spécificités du traitement d'un enfant. Ce biais permettrait de trouver une bonne diffusion des connaissances générales en médecine tout en forgeant une relation de confiance entre le corps médical et la population. Des initiatives similaires existent dans d'autres pays développés. En Belgique par exemple, la Sécurité sociale rembourse une première consultation de prise de contact, de découverte avec le médecin. En plus de fonder une relation de confiance entre les deux parties, cela permet aussi de faire le point sur les pathologies qui peuvent être latentes.

Cette double initiative éducationnelle doit imposer l'idée selon laquelle un symptôme a toujours une cause ! Contre le fatalisme de l'errance diagnostique, cette éducation à la santé jetterait les bases d'une approche plus responsable et plus constructive de la maladie chronique par les citoyens.

À nouveau cette idée qu'un symptôme a toujours une cause permettra de lutter contre les inégalités structurelles du système français.

En effet, je me suis rendu compte lors de mes nombreux échanges avec des malades chroniques que les médecins ne traitent pas tous leurs patients de la même manière : à symptômes égaux, on prescrira des examens supplémentaires à un homme, et on prescrira des antalgiques à une femme ! L'idée, absurde mais bien ancrée, selon laquelle un homme ne se plaint que lorsqu'il aurait un « vrai » problème fait encore des ravages.

À la rencontre de nombreuses femmes malades chroniques, j'ai collecté des témoignages qui montrent la détresse de ces malades qui peinent à savoir ce dont elles souffrent et qui ont souvent l'impression qu'on les regarde de haut : « En plein dedans, j'ai l'impression que personne ne m'écoute, on me regarde comme une illuminée ou hypocondriaque. Pourtant les symptômes sont là... »

Une autre patiente me dit qu'elle a attendu douze ans avec des maux de ventre et des douleurs articulaires sans que son médecin

« entende sa souffrance ». Il a fallu l'intervention d'un interne qui avait repris l'intégralité du dossier pour que, finalement, un diagnostic soit posé. Malheureusement le concept du psychosomatique est encore bien présent : « c'est dans la tête », « les examens ne montrent rien ». Or les symptômes liés à des causes mêmes psychologiques sont bien ressentis et doivent être pris en charge car ils sont sources de vraies détresses. Ces situations créent une frustration pour les équipes soignantes à ne pas « trouver » la cause et une frustration pour la malade qui ne peut pas être soulagée. Les chiffres sont criants : la durée moyenne entre les premiers symptômes et le diagnostic d'une maladie chronique est de quinze mois pour un homme et de trente-trois mois pour une femme. Pour diminuer cet écart, il me paraît essentiel d'éviter le concept de « psychosomatique » en demandant si cela peut ne pas être que « dans la tête » et en prenant dans tous les cas en compte les symptômes car ceux-ci sont bien réels.

À ce sexisme ordinaire s'ajoute le poids, terrible, des inégalités sociales et économiques. Alors que l'information de qualité est difficile à trouver, le niveau de diplôme joue considérablement dans la capacité à s'orienter dans la recherche du spécialiste adapté. De nombreuses études ont montré que les personnes les plus aisées consultaient moins de généralistes, mais plus de spécialistes, que les personnes avec de faibles revenus. Elles démontrent également que la maîtrise d'un fort réseau social est décisive dans la recherche de soins adaptés. Autrement dit, les Français les plus riches et les plus diplômés, qui bénéficient de réseaux plus étendus, sont aussi ceux dont l'accès au diagnostic est le plus facile.

Face à cette réalité, et je me répète, il nous faut éduquer et informer avec résolution. Cela ne sera vraiment possible que si l'État ne laisse pas ce combat aux seules associations qui militent pour une meilleure reconnaissance des pathologies chroniques.

CHAPITRE II

Partout

Imaginez si le système entier était conçu pour vous empêcher de vous déplacer.

Vous souhaitiez changer de vie, pour vous installer dans une autre région par exemple. Ou parce que vous aviez une proposition d'emploi ailleurs en France. Et vous vous apprêtiez à organiser votre déménagement. Aujourd'hui, si vous êtes malade chronique, ce n'est pas si simple.

Selon l'endroit où l'on habite, la maladie chronique ne nous affecte pas de la même façon. Malgré la promesse d'égalité quasi géométrique du pacte social français, il existe de grosses disparités territoriales. Celles-ci sont liées à plusieurs facteurs : certains territoires sont plus difficiles d'accès et posent la question de la mobilité de leurs habitants ; d'autres peinent à attirer des médecins qui préfèrent exercer dans de grands centres démographiques où la patientèle est plus accessible. Enfin, tous les malades chroniques ne sont pas traités de la même façon à cause de flous structurels dans la classification des pathologies qui ont de graves conséquences sur le remboursement des prestations et sur le suivi des malades. Dans le cas du handicap invisible que représente la maladie chronique, ces questions se posent de manière urgente. Alors que ces maladies avancent à bas bruit, souvent loin de l'attention médiatique et politique, il faut y faire face car elles bouleversent le quotidien de nombreux citoyens affectés par des pathologies chroniques.

Cela dit, ce que prouvent les deux années qui viennent de s'écouler, c'est que contrairement à sa réputation de « mammouth » qui peinerait à s'adapter et à prendre en compte la diversité des situations sur le territoire, la pandémie de la Covid-19 a démontré une remarquable capacité d'adaptation de notre système de santé. Alors que la situation n'était pas homogène dans tout le pays – certaines zones faisaient face à une pression inégalée dans les services d'urgence et de réanimation pendant que d'autres avaient peu ou pas de cas –, nous avons été capables de mettre en place une véritable collaboration à l'échelle nationale pour que le plus de malades possible puissent être pris en charge. Nous avons été capables de nous organiser, de mettre en place des protocoles uniformisés face à une maladie aiguë qui a atteint 10 % de la population. Alors que certaines pathologies chroniques, comme l'obésité, qui touchent près d'un Français sur cinq ne donnent toujours pas lieu à une prise en charge unifiée, nous y parvenons pour des maladies aiguës... Cherchez l'erreur. Pour moi, c'est un signe qu'il faut renforcer l'articulation entre les services centralisés de décision de la santé et les services hospitaliers opérationnels partout sur le territoire pour avoir une approche toujours plus pragmatique de la maladie chronique.

Par ailleurs, la Covid a aussi permis de renverser la manière dont les pouvoirs publics approchent la santé depuis deux décennies : l'urgence les a obligés à abandonner une réflexion basée sur les coûts à l'acte – et leur contrôle systématique – et, au contraire, à engager une réflexion sur les besoins des soignants et des malades dans leur ensemble. Cette logique doit absolument devenir la norme dans le domaine hospitalier si l'on veut résorber les fractures territoriales qui frappent notamment les malades chroniques.

Les Français atteints de maladies chroniques ne sont pas égaux ! Le traitement de leurs pathologies reflète au contraire de fortes inégalités, liées au milieu social, à l'origine géographique ou encore au degré de diplôme.

La maladie chronique accentue les fractures de la société française et renforce les difficultés des citoyens les moins protégés, les moins informés et les plus éloignés des centres-villes, même si, là aussi, les malades chroniques peuvent rencontrer des difficultés pour accéder aux soins.

Certains témoignages que j'ai pu collecter sont ainsi absolument hallucinants ! Un patient m'a expliqué avoir commencé à perdre la vue. Le premier diagnostic qu'on lui a donné lui prédisait la perte de son œil droit. Pour obtenir un second diagnostic, il a dû aller à Paris, à près de cinq cents kilomètres de chez lui, où on a commencé à traiter son œil. Finalement, pour continuer à suivre le traitement, il a dû aller voir un troisième praticien, plus proche de chez lui – mais à cent cinquante kilomètres tout de même ! Sa conclusion est sidérante : « J'ai réalisé de nombreux examens, mais je ne connais toujours pas le nom de la maladie. Finalement aujourd'hui, je vois toujours de mon œil droit, j'ai bien fait de demander un autre avis médical bien plus loin de chez moi pour me rassurer. »

Encore une fois, vous pouvez retrouver le sourire : depuis quelques années, des initiatives existent pour résorber ces fractures territoriales. Et elles mériteraient d'être encouragées et répliquées si nous voulons vraiment soulager les millions de malades chroniques qui peinent à accéder à un médecin qui puisse les suivre. C'est par exemple le cas de Martial Jardel, un ami médecin qui sillonne la France dans un camping-car afin de venir soulager des médecins, principalement dans les zones rurales, qui sont absolument débordés. Alors que nombre de médecins de campagne peinent à trouver des remplaçants ponctuellement pour pouvoir prendre des vacances, ou alléger un peu leur charge de travail, il peut se rendre dans telle ou telle zone du territoire pour reprendre leurs patients le temps qu'il faut pour que les médecins épuisés puissent se remettre. Cette initiative est excellente : plutôt que de mettre en place de coûteux dispositifs pour amener les malades dans les grands centres de soins – généralement urbains –, elle amène la médecine au plus près des malades. C'est d'autant plus urgent puisque les zones rurales ne sont pas moins affectées par la maladie chronique que le reste du territoire, et de nombreux urbains délaissent les grands centres pour se mettre au vert, leurs maladies avec eux ! Au cœur de la « diagonale du vide », une expression plus évocatrice que celle de « diagonale des faibles densités » qui tend à la remplacer, les populations sont généralement plus âgées, moins connectées et moins mobiles. Quand bien même ce phénomène tendrait à se mitiger avec la nouvelle émigration rurale, la tendance lourde depuis des décennies va à l'abandon de portions entières de la France et de ses populations. Cela passe notamment par la faible densité de médecins…

En parlant avec Martial Jardel, celui-ci m'a fait une remarque tout à fait symptomatique.

Alors que son action a été récemment médiatisée, il a vu les demandes de médecins exploser dans sa boîte mail ! Voilà qui nous dit deux choses – et devrait sensibiliser les pouvoirs publics. D'une part, son action est plus que nécessaire : on a besoin de jeunes médecins nomades qui soient capables d'amener de nouvelles méthodes et un nouveau regard sur les pathologies qui émergent partout sur le territoire mais qui sont moins traitées dans certaines zones. De l'autre, l'explosion des demandes dit bien les carences d'un système de santé qui, par-delà les services hospitaliers, laisse des soignants isolés et en première ligne pour traiter des territoires de plus en plus importants.

Si je pense qu'il faut encourager cette pratique de la médecine nomade, elle se heurte à quelques difficultés évidentes. D'abord, la majorité des médecins n'a pas envie de ce mode de vie itinérant. Ensuite, il me semble qu'à de rares exceptions près, ce mode de vie n'est pas soutenable très longtemps : la vie pousse plutôt à la sédentarisation que l'inverse. Finalement, si cette initiative est louable, elle est conditionnée à l'engagement de personnes aussi singulières que le Dr Martial Jardel…

Mais d'autres initiatives plus pérennes ont récemment commencé à émerger. Depuis le début de l'année 2021, certaines pharmacies ont fait l'acquisition de cabines de téléconsultation. Et elles vont en se multipliant ! Parmi les entreprises qui proposent ces cabines, Medadom ou H4D annonçaient en avoir déjà diffusé plus de huit cents sur le territoire français ! Ces initiatives sont la conséquence directe de l'absence de couverture médicale dans certaines zones du territoire. Mais c'est un moindre mal. Désormais, les patients peuvent aller consulter, que ce soit pour des maladies bénignes ou pour des pathologies chroniques. Dans ce cas-là, ce système permet de garantir un suivi et un traçage réguliers de l'évolution de la maladie, qui ne présument pas par ailleurs de la consultation de spécialistes ! Ce suivi a une utilité fondamentale. En effet, l'un des principaux problèmes que pose le traitement de la maladie chronique, c'est l'arrêt des soins par les malades, soit qu'ils interprètent un « léger mieux » comme une guérison, soit qu'ils sont lassés d'un traitement qu'on leur a prescrit sans réel suivi. Le fait de voir un médecin – même virtuellement – sur une base régulière permet de constituer une relation entre le patient et celui qui a sa charge et de s'assurer que le malade comprend ce qui lui arrive et ce qu'il doit faire pour se soigner.

J'aimerais aussi mettre en avant l'importance du statut d'affection de longue durée (ALD) pour faciliter les déplacements des malades chroniques.

En France, l'ALD signifie qu'un certain nombre de maladies ouvrent le droit à une prise en charge intégrale des soins et des traitements. Alors que la fracture territoriale recoupe bien souvent les fractures sociales qui traversent la France, ce genre de mécanismes offre une respiration aux malades chroniques, qui n'ont pas nécessairement les moyens de faire face au coût médical de leur maladie (je reviendrai plus loin sur les autres surcoûts). Bien qu'elle soit à mon avis incomplète, la prise en charge ALD est aussi un moyen de faire face aux inégalités nées de la maladie chronique dont celle territoriale grâce à la prise en charge des transports médicaux. En effet, les personnes ayant une prise en charge ALD peuvent bénéficier du remboursement de leurs déplacements organisés jusqu'aux centres de soins.

Malgré tout, de nombreux problèmes persistent qui ancrent toujours plus les inégalités territoriales. De ce point de vue-là, les « zones blanches » médicales touchent particulièrement les maladies chroniques. Je préfère cette expression empruntée à l'univers de la téléphonie à celle de « désert médical », galvaudée, trop floue et chargée d'une dimension fataliste qui me déplaît. Les zones blanches ne sont pas condamnées à le rester, bien au contraire ! Lorsqu'on leur pose la question, 27 % des malades chroniques répondent penser vivre dans un « désert médical ».

Voilà ce que me disait une patiente après son déménagement dans une autre région : « C'est très compliqué de retrouver un labo, un médecin traitant, un hôpital, un gastroentérologue. Mon dossier a été transféré mais c'est très long avant d'avoir un premier rendez-vous. »

Tout cela dérive de la complète liberté d'exercice des médecins après leurs études en France. Le résultat est manifeste puisque les nouveaux diplômés s'installent massivement dans des zones qui réunissent trois critères : forte concentration de potentiels patients (c'est-à-dire des territoires comme la Côte d'Azur où la population est à la fois aisée et âgée), concentration préexistante de personnels médicaux, forte densité d'infrastructures publiques et de commerces. En somme, c'est un cercle vicieux. Les zones les plus denses et les plus développées du territoire attirent toujours plus de soignants alors que les zones les moins peuplées voient de plus en plus de personnels médicaux non remplacés… Dans le cas de la maladie chronique, c'est absolument catastrophique puisque les jeunes médecins sont mieux formés à ces pathologies et qu'elles exigent un suivi régulier.

Je pense néanmoins qu'il est possible de freiner cette tendance qui doit nous alarmer. Dans la mesure où l'État contribue très largement à financer la formation des médecins, il pourrait avoir un droit de regard sur leur première affectation. De la même manière que les jeunes professeurs sont encouragés, en début de carrière, à aller dans des zones moins attractives, les jeunes médecins devraient être encouragés à aller travailler quelques années dans les zones blanches médicales. Il faudrait également que les régions se mobilisent pour multiplier les plans d'incitation auprès des jeunes médecins.

Ici, le meilleur exemple est le plus surprenant. En effet, l'Île-de-France, région la plus riche d'Europe, est aussi la première zone blanche médicale du pays : ramenée à l'énorme population du territoire, le nombre de médecins y est tout à fait insuffisant. Surtout, la tendance s'aggrave depuis plusieurs années à mesure que les professionnels de santé issus de la génération du baby-boom partent à la retraite… Trop chère, trop grande, trop polluée, la région parisienne n'attire plus et les spécialistes observent avec inquiétude la baisse du nombre de médecins : une commune francilienne sur deux ne compte ainsi aucun généraliste pendant que le nombre de rhumatologues et de gynécologues a baissé de près de 40 % sur une période de dix ans en Seine-Saint-Denis !

Pour les malades chroniques, nombreux en Île-de-France, c'est une vraie catastrophe puisque, bien souvent, leurs pathologies exigent un contact fréquent avec un spécialiste.

La baisse du nombre de gynécologues touche ainsi de plein fouet les femmes atteintes d'endométriose qui peinent à trouver des rendez-vous. Pire, ces pénuries impactent aussi le dépistage : quand il est difficile de trouver un rendez-vous à moins de deux ou trois mois comme cela peut arriver avec un dermatologue ou un gynécologue parisien, on peut vite être tenté de suspendre son traitement et de laisser la maladie se développer. Face à cette réalité préoccupante, la région Île-de-France a réagi en débloquant plusieurs millions d'euros et en multipliant les bourses afin d'encourager les jeunes médecins libéraux à s'installer et à développer une patientèle. La région finance également l'installation de maisons de santé dans les territoires les plus en déshérence : ces lieux permettent de réunir plusieurs cabinets de médecins libéraux exerçant dans différentes spécialités. La concentration dans un seul cabinet baisse les coûts de structure et motive davantage les jeunes médecins à s'installer. D'un strict point de vue médical, ce type d'organisation est aussi un moyen pour un patient atteint d'une polypathologie chronique de retrouver tous ses médecins au même endroit, tandis que ces derniers peuvent plus aisément se concerter quant aux décisions à prendre ! Ces dispositifs d'aide et d'encouragement régionaux devraient être multipliés dans tous les territoires confrontés à un effondrement de la densité médicale.

Cela ne réglerait néanmoins pas toutes les difficultés des malades chroniques. Ceux-ci font face à d'autres problématiques proprement territoriales. À mon avis, l'une des plus sidérantes est l'attribution des statuts d'invalidité ou de handicap. En effet, celle-ci se fait à l'échelle de chaque département par la maison départementale des personnes handicapées (MDPH) qui détermine si un dossier doit être retenu ou non après décision de la commission des droits et de l'autonomie des personnes handicapées. Un patient est un témoin de l'absurdité du système: « Je vivais à Lyon où je recevais une allocation d'incapacité à cause de la fibromyalgie dont je souffre. J'ai décidé d'acheter une maison du côté de Grenoble où j'ai dû refaire une demande de prise en charge auprès de la MDPH d'Isère. La demande a été refusée… J'ai donc perdu mon allocation de travailleur handicapé. J'ai décidé de vendre la maison et de revenir à Lyon. »

Voilà une situation ubuesque qui a des conséquences très réelles sur la vie des malades. Afin d'avoir accès à certains droits, des malades sont obligés de déménager pour obtenir un accompagnement adapté dans un des cent un départements de France. Alors que la maladie est déjà une source de souffrance et de traumatisme, il est aisé de voir comment un déménagement ne fait qu'ajouter de la difficulté à la difficulté !

Mais comment cette situation est-elle possible alors que la santé demeure l'un des sujets sur lesquels la centralisation est la plus avancée ?

À vrai dire, cela dérive d'un flou juridique total dans le domaine de la maladie chronique. En l'absence d'une liste établie à l'échelle nationale et définissant précisément les maladies et les symptômes ouvrant le droit à certains remboursements ou à des statuts spécifiques, la situation est laissée à la libre appréciation des départements. Or, ceux-ci n'ont manifestement pas la même politique en ce domaine…

Ici, il me semble que nous devrions opérer un double mouvement. D'un côté, nommer un délégué interministériel à la maladie chronique (comme cela existe déjà pour le handicap), ce qui devrait permettre d'opérer une remontée des cas pour comprendre les disparités territoriales dans la prise en charge de la maladie et l'accompagnement des dossiers déposés par des malades chroniques. Ces inégalités touchent des sujets de santé, d'égalité, de solidarité, de travail et d'économie. D'autre part, le même délégué devrait être à l'origine de la création d'une liste très précise de pathologies ouvrant des droits, à l'échelle nationale, comme c'est du reste déjà le cas pour le handicap ! En l'occurrence, il n'est pas normal que des Français n'aient pas accès au même niveau de prestation, simplement parce qu'ils n'habitent pas dans la même région…

Enfin, les inégalités ne se jouent pas seulement à l'échelle d'un même pays. La maladie chronique est un point d'observation privilégié pour observer la divergence entre les systèmes de santé et de soins de pays voisins. Dans le cas de la maladie chronique, il n'existe pas de consortium international par pathologies pour faire le point sur l'état de la recherche, des soins disponibles et de la prise en charge. Cela a des conséquences très concrètes pour les malades dans l'accès aux médicaments.

Trois à quatre fois par mois, j'organise des échanges diffusés en direct avec des patients pour discuter avec eux de leur ressenti et de la manière dont ils traversent leur maladie.

Le problème qui revient en permanence est l'accès aux médicaments, en général parce qu'ils ne sont pas disponibles en France. C'est par exemple le cas de l'hyperémèse gravidique pour laquelle il n'existe pas de traitement autorisé en France, alors que des médicaments efficaces ont été développés aux États-Unis et au Canada. Il en va de même pour l'algie vasculaire de la face : les médicaments ne sont pas disponibles en France, mais en Suisse. Le problème, c'est qu'ils coûtent près de 500 € par mois, une somme discriminante quand un traitement n'est pas remboursé. Autrement dit, un malade chronique ayant la capacité de voyager régulièrement ou bénéficiant de revenus conséquents pourra contourner les blocages du système de soins français et se fournir en médicaments... Mais les autres ? On touche ici à une grande inégalité contemporaine. Certes, il est normal que les autorités françaises prennent le temps d'étudier les bénéfices et les risques de chaque traitement avant d'autoriser leur mise sur le marché, mais en attendant, un marché noir clandestin se met en place au bénéfice des plus riches.

Je pense que notre système, assez conservateur, qui permet bien sûr de protéger la population contre des scandales sanitaires, pourrait s'adapter pour mettre en place une procédure d'étude accélérée pour les traitements plébiscités par les associations de patients et validés par des autorités dont nous reconnaissons la compétence comme la Food and Drug Administration (FDA) aux États-Unis. Ainsi, lorsqu'un médicament est autorisé par la FDA, il devrait bénéficier d'une procédure accélérée pour pouvoir entrer plus vite sur le marché européen. Par ailleurs, nous devons dépasser l'analyse du coût unitaire, souvent jugé trop lourd pour notre système de protection sociale… mais qui est le fruit d'un calcul effectué à court terme. Une vision à long terme d'optimisation du temps de traitement et permettant d'éviter le développement d'autres pathologies semble essentielle dans le cas des maladies chroniques… La pandémie nous a démontré que ce qui nous empêchait d'agir en faveur des malades, c'était souvent le temps politique et administratif. Dès que le Gouvernement a décidé qu'une situation était urgente, les moyens se sont débloqués et nous avons réellement pu faire face. Dois-je rappeler le nombre de malades chroniques en France ? Peut-on réellement nous dire que vingt millions de personnes ne représentent pas une urgence nationale ?

Il faut appliquer fermement les promesses d'égalité de la Constitution en résorbant le plus possible les fractures territoriales dont souffrent les malades partout en France. Pour cela, il faut à la fois encourager les initiatives qui visent à recréer du lien dans les zones blanches médicales et s'appuyer sur le progrès technologique pour multiplier les points de contact entre soignants et citoyens : que ce soit pour accélérer le dépistage des maladies chroniques ou pour améliorer le traitement des malades. L'enjeu est clair, que ce soit par le développement de la téléconsultation ou des politiques d'incitation fortes, il faut ramener des médecins généralistes partout sur le territoire afin d'améliorer l'orientation des malades chroniques dans les zones enclavées du territoire, et de mieux identifier des spécialistes vers qui les envoyer. Il faut également que nous repensions intégralement le système de remboursement et de prise en charge de la maladie chronique en faisant en sorte que tous les Français aient accès au même niveau de soins, où qu'ils vivent sur le territoire. Enfin, il faut au moins une politique européenne de l'accès aux soins et au traitement… Aujourd'hui, la mondialisation et les avancées de la recherche le permettent.

Alors pourquoi s'empêcher d'avancer pour rendre la vie plus heureuse à des millions de citoyens ?

CHAPITRE III

Tout le temps

Imaginez que chaque plaisir se transforme en cauchemar ! Que chaque acte bénin se transforme en une montagne de problèmes ! S'habiller, déjeuner ou dîner au restaurant, partir en vacances, inviter des amis… Tout cela peut être cauchemardesque pour un malade chronique.

La maladie chronique bouleverse une vie, elle renverse tout, sans que l'on ne puisse rien faire pour s'y préparer. En général, on « devient » malade chronique pour le reste de sa vie en une dizaine de minutes, assis dans le cabinet du médecin qui a réussi à mettre un nom sur des symptômes dont on souffre.

Il faut s'habituer à plusieurs choses. D'abord, une maladie chronique ne se soigne pas, elle se traite. Il faudra donc apprendre à vivre avec toute sa vie. Ensuite, le premier réflexe est de chercher les causes de sa pathologie, certains se rendent malades d'être malades. Personne n'est responsable d'être malade. Finalement, ce moment est parfois trop brutal. De fait, les médecins sont rarement formés pour annoncer ce type de mauvaise nouvelle. Bien souvent, ils énoncent rapidement le nom de la maladie puis expliquent le traitement qu'ils vous recommandent. C'est évidemment fondamental, mais la maladie chronique bouleverse tous les aspects d'une vie. Elle bouleverse la vie quotidienne et ouvre des questions inédites. Faut-il en parler ? Comment ? À qui ? Sans même évoquer des autres ajustements que représente l'irruption de la maladie dans la vie d'un patient. S'il n'est pas toujours obligatoire d'en parler à son employeur ou à sa banque – j'y reviendrai plus loin –, vous allez néanmoins devoir trouver les mots pour en parler à vos proches. Sans quoi ce genre de malentendus risque de se multiplier : « Quand je parle de mes migraines (avec aura), les autres pensent à un "petit" mal de crâne. »

L'un des grands risques de la maladie chronique, c'est l'isolement et le repli sur soi. La peur et l'angoisse peuvent étreindre le patient, le pousser à se couper des gens qu'il connaît. Et le moins on en parle, le plus on s'isole. Si la maladie chronique a longtemps suscité de l'incompréhension, la parole commence à se libérer et certaines maladies – pas toutes, malheureusement – commencent à être connues du grand public. Malgré tout, cela reste difficile ! L'une des principales difficultés de la maladie chronique est qu'elle constitue généralement un handicap invisible. La famille, les amis ne se rendent parfois pas compte que la personne qu'ils connaissent depuis toujours n'est plus la même. C'est un enjeu d'autant plus important que les mots peuvent être très mal compris : chronique, incurable et mortel peuvent être vite mélangés, provoquant l'inquiétude des proches… J'en ai fait les frais alors que je n'avais que 23 ans et je souhaitais expliquer l'endométriose à mes grands-parents. Ils ont simplement retenu que je souffrais d'une maladie dégénérative et incurable.

Ce n'est pas simple d'être clair et pédagogique. Cela dit, les choses évoluent. À mesure que l'on prend conscience du poids de la maladie chronique dans nos sociétés, il existe de plus en plus de ressources à notre disposition pour améliorer la communication avec nos proches. De nombreuses initiatives aident à débloquer la parole : associations de malades, conseils et forums en ligne pour trouver les mots ou livres qui reviennent sur l'expérience de la maladie. Utiliser ces ressources, c'est déjà lutter contre la solitude et mettre des mots sur des maux !

Par exemple, un livre intitulé *KRRRONIK – La mystérieuse Mal-à-Partout de ma Maman*, écrit par Annabelle Langlais et Gaëlle Gill destiné aux enfants de parents malades, permet d'expliquer aux plus jeunes pourquoi nous pouvons être malades et fatigués. C'est grâce à ce type de ressources que l'on brise le mur du silence de la maladie chronique, pour soi et pour les autres. Malheureusement, les difficultés que provoque la maladie chronique au quotidien ne s'arrêtent pas là. Les effets de ces pathologies sont nombreux. Changement d'habitudes alimentaires, fatigue, effets secondaires des traitements… rares sont les malades à ne pas connaître des désagréments qui bouleversent leur quotidien. Dans des sociétés où la réalité de la maladie chronique commence seulement à émerger, on évolue dans un monde pensé pour les personnes bien portantes. Heureusement, nombreux sont les acteurs qui ne s'y résignent pas et, progressivement, les mentalités évoluent.

Pour cela, il faut déjà se rendre compte que des gestes anodins peuvent être très difficiles pour certains malades chroniques. Se vêtir par exemple ! Certaines maladies peuvent limiter l'usage d'un bras ou d'une jambe – ponctuellement ou définitivement. D'autres font varier notre charge pondérale. Dans cette situation, il est parfois très difficile de trouver des vêtements qui correspondent et qui permettent au patient de s'habiller de manière autonome. L'association Bien à Porter tente d'apporter une réponse à ce problème en utilisant le meilleur des outils numériques. Ils ont créé un système collaboratif qui permet à des utilisateurs de recommander des habits qui conviennent à différents types de symptômes : pour les malades qui ne peuvent s'habiller que d'un bras ou assis ; pour ceux qui doivent s'habiller avec des vêtements amples ou avec des tailles non standard ; pour ceux qui sont atteints d'un trouble du spectre de l'autisme ; pour les femmes qui doivent s'habiller comme une amazone suite à une mastectomie, etc. Chaque utilisateur peut donner un avis et expliquer l'intérêt du vêtement en question, le tout assorti de photos qui permettent de mieux se rendre compte de quoi il retourne. Il faut que se multiplient les initiatives de ce genre ! Ce sont elles qui, concrètement, améliorent la vie quotidienne des malades en diminuant les frictions et les agaceries permanentes d'un univers qui n'est pas conçu pour leurs pathologies.

Il existe d'autres domaines dans lesquels il reste encore beaucoup à faire. C'est le cas de l'alimentation, par exemple. De nombreuses maladies provoquent de terribles intolérances alimentaires : la maladie de Crohn, la rectocolite hémorragique, les maladies inflammatoires, certaines allergies, notamment au gluten… Pendant longtemps, les menus de la plupart des restaurants étaient calibrés pour la majorité de la population. Ce n'est guère surprenant lorsque l'on constate les réticences de nombreux restaurateurs à faire des menus adaptés au nombre croissant de végétariens et de végétaliens ! Tout le contraire de ce qui se passe dans de nombreux pays anglo-saxons : aux États-Unis, au Canada, ou en Grande-Bretagne, il est commun de demander aux clients s'ils ont des intolérances spécifiques et de cuisiner en conséquence. Ce n'est pas seulement de la courtoisie de leur part, c'est une façon d'éviter des procès, certes fréquents outre-atlantique, mais c'est aussi une bonne pratique commerciale, un moyen d'ouvrir plus largement sa clientèle alors que l'on se rend compte que la maladie chronique et les intolérances alimentaires sont des phénomènes de plus en plus répandus. Malgré tout, l'habitude commence à se répandre en France. C'est ainsi que de plus en plus de restaurants proposent des menus adaptés à leurs clients. Et c'est loin d'être anodin ! Cette attention-là enlève une partie de la charge mentale qui pèse sur les malades et leur permet de profiter sans inquiétude des moments qu'ils passent avec leurs proches.

Quand on pense à l'alimentation, on pense aussi à faire ses courses au supermarché. Là encore, cela peut se transformer en parcours du combattant. Une patiente me racontait ainsi l'épreuve de faire ses courses : « Je me sens différente des autres quand je fais mes courses en désinfectant tout et en priant de trouver une place rapidement et qu'il n'y ait personne à la caisse. » Face à ce désagrément particulièrement pénible car presque quotidien, une solution a été créée : *Handivisible*. C'est un dispositif créé par Maïté Ferdinand pour les personnes prioritaires en situation de handicap indivisible, afin que leur attente soit réduite dans les files en tous lieux publics. Cela permet de signaler sa présence, sans quémander sa place et sans gêne.

Aussi surprenant que cela puisse paraître, les vacances peuvent être source d'angoisse pour les patients. Voilà comment une patiente atteinte de la maladie de Verneuil décrit les veilles de départ : « Je sais que quand je pars en vacances ou en week-end je ne dois pas penser comme tout le monde qu'aux vêtements ou aux chaussures que je mettrai dans la valise mais plutôt “bon, je prends combien de boîtes de pansement ? Je vide la boîte dans la valise ou je prends la boîte directement ? J’ai assez de médicaments pour la période”. Ce n’est que du détail organisationnel mais ça fait la différence. »

Pour les personnes non malades, un départ en congé représente une source de joie ou de détente après une période de travail, alors que pour les malades chroniques cela peut représenter une vraie source d’anxiété. En effet, les médicaments sont délivrés en quantités limitées et il faut faire des comptes d’apothicaire. Le fameux « au cas où » est récurrent au moment de faire sa trousse de soins : un peu plus d’antalgique « au cas où », une seringue préremplie « au cas où » l’avion ne décolle pas, qu’il y ait un ouragan ou que je perde ma carte d’identité. Le plus souvent, les patients s’approvisionnent auprès d’un pharmacien qu’ils connaissent et qui a pu commander à l’avance les traitements dont ils ont besoin. Certains traitements ne sont pas toujours disponibles partout en France et souvent inexistants à l'étranger ! Pour vous donner un exemple, un traitement que je prends en comprimé de 10 mg n'existe qu'en dose de 0,5 mg en Grèce, j'en ai fait l'amère expérience lors d'un de mes voyages. Si j'avais respecté la posologie, j'aurais dû en prendre une plaquette par jour…

Partir en vacances signifie donc qu'il faut exactement prévoir tous les médicaments dont on a besoin, compter le nombre de jours et anticiper tous les imprévus. Pire, si jamais on n'a pas vu venir quelque chose, on n'est jamais certain de pouvoir trouver son traitement. Il peut aussi arriver une situation à laquelle nous sommes confrontés régulièrement : l'ordonnance est expirée. La plupart des gens ne le savent pas mais une ordonnance a une date de validité de six mois. Cela ne pose généralement pas de problème avec un pharmacien de quartier que l'on connaît bien, c'est beaucoup plus difficile avec un praticien que l'on ne connaît pas et qui peut être réticent à l'idée de donner des traitements rares et lourds. Ici aussi, je pense qu'il faut s'inspirer des mesures qui ont été prises pendant le confinement. Au printemps 2020, quand des millions de Français se sont retrouvés loin de leur domicile ou alors qu'ils étaient réticents à l'idée d'aller consulter le médecin, l'État a autorisé une prolongation des ordonnances afin que les patients puissent avoir accès facilement à leurs médicaments. Je pense que pour un certain nombre de pathologies chroniques – dont il faudrait fixer la liste –, cette mesure devrait être pérennisée. Cela n'empêcherait pas les patients, qui consultent régulièrement, de faire renouveler leur ordonnance, mais la présentation d'une ordonnance expirée (pour les malades chroniques) ne devrait pas être un frein à l'accès aux médicaments !

Dans la vie quotidienne, nombre de malades chroniques doivent également faire face à une vraie charge mentale financière. Les consultations coûtent cher et, dans le cas de certaines pathologies, n'ouvrent pas droit à un remboursement complet. Mais surtout, la maladie chronique exige tout un ensemble de consultations paramédicales qui souvent ne sont pas bien remboursées. C'est bien sûr le cas des séances de kinésithérapie, des massages ou des cures qui peuvent être nécessaires. Mais cela peut aller plus loin. De nombreuses affections de la peau obligent les patients à revoir complètement les produits qu'ils utilisent. Il faut des savons spécialisés, des crèmes et des lotions dont on a retiré certains composants… autant de produits coûteux qui peuvent représenter un supplément de dépenses de 50 à 100 € par mois ! Tout cela n'est pas pris en compte par la Sécurité sociale. Un rapport de la Cour des comptes paru en juillet 2021 soulignait le poids énorme des dépenses après intervention de l'assurance maladie sur les groupes de patients les plus atteints par les maladies chroniques… Pire, l'élargissement du dispositif ALD signifie que la portion de la population qui va subir cette charge financière ne va aller qu'en augmentant.

Là encore cette réalité est contre-intuitive : le statut d'ALD a été créé pour aider les malades qui avaient le plus besoin de soins. De nombreuses associations se battent pour que la maladie qu'elles représentent bénéficie de ce statut, or aujourd'hui ce n'est plus forcément synonyme d'une moindre charge financière.

Je crois vraiment que la complexité organisationnelle découlant de la maladie chronique devrait être davantage prise en compte. Fort heureusement certaines solutions sont en train d'émerger et pourraient être une réponse à ce constat. Il y a deux ans a été lancé un programme de formation pour les infirmières. Après deux ans de spécialisation, elles ont la possibilité de devenir des infirmières de pratique avancée (IPA) qui peuvent assurer certaines consultations et prescrire des traitements. Le but de ce nouveau programme est de soulager les médecins, alors que nous faisons face à un problème de zone blanche. Je pense qu'elles peuvent aussi permettre de soulager les malades. En effet, parmi les spécialités proposées, il existe le traitement de la maladie chronique. Ces IPA peuvent assurer le suivi de la maladie chronique et éviter l'engorgement des cabinets de médecins généralistes. Je rêve que cette nouveauté puisse s'étendre. Dans un pays comme le Canada, qui a un problème structurel de zones blanches médicales – eu égard à l'immensité de son territoire –, on a formé de nombreuses infirmières pour réaliser les actes médicaux les moins complexes. Si cette formation se développait, les IPA pourraient faire des bilans de santé réguliers, des ordonnances, etc. Plus disponibles que les médecins, les infirmières pourraient faire un suivi régulier qui permettrait aussi de s'assurer que les patients continuent à prendre leur traitement. On rappelle que près d'un malade chronique sur deux ne prend pas ou prend « mal » son traitement. Elles pourraient aussi mieux accompagner leurs patients en prenant en compte leurs contraintes particulières, au contraire de nombreux secrétaires médicaux qui fixent les rendez-vous de leurs patients chroniques d'une semaine à l'autre sans prendre en compte les besoins de ces patients. S'il est bien sûr possible de se libérer pour une consultation ponctuelle, c'est beaucoup plus difficile pour les malades chroniques qui devront s'adapter pendant trente, quarante, cinquante ans à ce système décentré de son acteur principal. Ceux-ci doivent consulter régulièrement et ont donc besoin d'un calendrier de consultations plus souple et plus adapté.

À l'heure actuelle, la première vague d'IPA sort de sa formation. Mais la mise en place dans la vie réelle de leur pratique ne me laisse guère optimiste pour la suite. Aujourd'hui, une infirmière hospitalière qui reprend deux ans d'études pour devenir IPA aurait une augmentation de salaire de… 50 € par mois. De plus, de nombreux médecins généralistes sont réticents à l'idée de collaborer avec ces nouveaux soignants, ce qui rend très compliqué l'installation en libéral puisqu'il est difficile d'avoir accès à une nouvelle patientèle. Plutôt que de céder au refus du changement, il vaudrait mieux que les médecins collaborent avec ce nouveau type de soignants. C'est d'autant plus hypocrite que certains médecins n'ont aucun problème à se décharger sur les infirmières pour faire certaines opérations qui les répugnent comme les pansements de plaies importantes. Et surtout c'est absurde. En France, nous comptons 100 000 médecins généralistes, 100 000 spécialistes et 700 000 infirmières. Alors que le nombre de malades chroniques est en croissance constante, il faut développer la formation des infirmières afin que celles-ci puissent accompagner cette évolution structurelle de notre système de santé ! J'ajouterai un dernier argument, économique celui-ci. Une consultation chez une infirmière de pratique avancée coûte 8 € de moins qu'une consultation chez le médecin ! Alors que l'on parle sans cesse du financement de notre modèle de Sécurité sociale, une telle différence est loin d'être négligeable. Elle rend plus soutenable l'accompagnement de milliers de malades, tout en personnalisant et en améliorant leur suivi.

Dans la vie quotidienne, la maladie chronique apporte une fragilité nouvelle. Comme je l'écrivais précédemment, le malade peut se sentir isolé, l'anxiété fait partie de sa maladie. Même s'ils arrivent à en parler autour d'eux, les patients seront toujours exposés à une forme d'incompréhension. Pour le dire autrement, il y a une réalité de la maladie chronique que seuls les malades chroniques peuvent comprendre. Pour faire face à ce nouvel état de fait qui vient bouleverser leur vie, il faut développer la consultation de psychologues. J'évoquais les nombreux malades chroniques qui mettent fin à leurs soins. Un meilleur suivi médical permettrait sans doute de corriger cela. Mais pour frapper ce mal à la racine, il faut renforcer le suivi psychologique. C'est la meilleure manière d'apprendre à mettre des mots sur la souffrance et de trouver un sens dans un traitement qui peut parfois durer toute la vie. Ici aussi, l'approche de la pandémie nous donne peut-être une clef. Le Gouvernement a en effet annoncé qu'il mettait un plan pour accompagner les jeunes fragilisés par la répétition des mesures de restriction et par l'ambiance anxiogène que crée cette double crise, sanitaire et économique.

Je pense qu'un mécanisme similaire devrait être ouvert aux malades chroniques. Après avoir annoncé son diagnostic au malade, le médecin devrait d'abord évoquer les traitements possibles et puis il devrait lui prescrire une consultation avec un psychologue afin d'évaluer ses besoins psychologiques. Ensuite, en fonction de cette première consultation, les malades devraient avoir le droit à un certain nombre de consultations remboursées afin de s'assurer que l'arrivée impromptue de cette colocataire qu'est la maladie se passe le mieux possible. Cette mesure me paraît nécessaire. C'est une étape fondamentale si l'on veut responsabiliser les patients et en faire des patients acteurs, qui ne se contentent pas de subir un diagnostic et ses conséquences sur leur vie. Parallèlement, il faudrait s'assurer que les psychologues vers lesquels seraient orientés les patients sont bien au courant des différentes ressources, notamment associatives, qui existent et permettent de faciliter la vie des patients. Ce genre de dispositifs est déjà disponible dans de nombreux hôpitaux pour les patients atteints de maladies comme le cancer. Après l'annonce du diagnostic et avant que ne commencent des traitements lourds et potentiellement bouleversants pour la vie des patients, ceux-ci sont mis en contact avec les psychologues hospitaliers. Ces dispositifs doivent être étendus ! Il y va du bien-être des vingt millions de malades chroniques qui souffrent en silence.

Pour tout dire, je pense que cette question de la vie quotidienne dans la maladie chronique doit devenir une cause nationale.

Comme je l'écrivais dans le premier moment de ce manifeste, l'un des enjeux principaux du combat contre la maladie chronique est de décloisonner les différents protagonistes de la bataille. À l'heure actuelle, chaque maladie chronique fait l'objet d'une attention d'associations et de groupes spécifiques. Si l'État choisit de s'emparer de l'une de ces maladies, on constate immédiatement que la situation change : meilleure information, meilleure prise en charge, meilleure compréhension par le grand public des enjeux singuliers de la maladie. Il faut maintenant unir nos forces et engager une réflexion globale sur la maladie chronique. Pour cela, il faut d'abord lancer des états généraux de la maladie chronique. Au cours des discussions, tous les sujets liés à la vie quotidienne et au bien-être psychologique des patients devront être abordés. En réunissant des psychologues, des responsables associatifs, des malades et des citoyens, l'idée serait de lancer un dialogue très concret pour comprendre ce qu'il est possible de faire afin d'améliorer la vie des malades chroniques. Ces discussions devraient amener la production d'un rapport avec un ensemble de mesures. Pour revenir à l'exemple des restaurateurs, il faudrait accélérer la transition des acteurs du secteur vers une prise en compte plus fine des besoins alimentaires spécifiques d'une partie de la population. Faut-il que cela passe par la loi ? Ou faut-il se contenter de mettre en place des incitations ? C'est difficile à dire, mais il faut absolument que ce sujet crucial pour le bien-être des patients soit mis sur la table.

D'autre part, il faut absolument affronter la question de la prise en charge au long cours de la maladie chronique. Le médecin traitant est aujourd'hui un médecin aigu : il intervient dans les moments clefs. Son rôle est bien sûr de poser un diagnostic, après quoi il est de prendre en charge le malade chronique lorsque sa pathologie évolue soit parce qu'il est en crise, soit parce qu'un nouveau traitement a émergé et pourrait le soulager. En 2018, dans un rapport, la Cour des comptes soulignait ainsi que le parcours coordonné prévoyant l'orientation du patient vers des spécialistes par le médecin traitant n'était pas adapté aux malades chroniques. Souvent, les malades chroniques ne consultent pas leur médecin traitant et vont directement voir un spécialiste qui devient le coordinateur de la prise en charge de la maladie. Ainsi ma neurologue envoyait directement des courriers à mon gynécologue car mon médecin traitant était dépassé par la complexité des interactions médicamenteuses de mes traitements. Cette tendance se confirme dans l'étude OpinionWay sur les parcours post-diagnostique : 53 % des malades chroniques interrogés sur un panel représentatif de la population française ont un médecin spécialiste comme médecin référent. Cela est encore plus significatif pour les moins de 50 ans où le pourcentage atteint 68 %.

Le développement d'un groupe de soignants intermédiaires – comme les infirmières de pratique avancée – permettrait d'avoir une approche plus précise et plus granulaire de la maladie chronique au quotidien. Pour encourager cette évolution, il faudrait, d'une part, inciter les infirmières à se lancer dans cette formation et, d'autre part, mettre en place un dispositif pour que celles-ci puissent développer leur patientèle. Dès que la Sécurité sociale établira que le malade chronique a droit à une prise en charge ALD, il devrait être mis en relation avec une infirmière de pratique avancée. C'est elle qui prendrait en charge la coordination des soins réguliers tandis que les médecins s'occuperaient du suivi plus ponctuel. Onze millions de malades chroniques ont le droit à une couverture ALD, c'est 300 000 de plus chaque année. Vous imaginez les économies qui pourraient être réalisées si les 11 millions de bénéficiaires ALD, qui consultent en moyenne leur médecin généraliste 2 fois par an, étaient suivis à la même fréquence par une infirmière de pratique avancée ! Le calcul est rapide : 11 millions multipliés par 2 consultations, multipliés par 8 € de moins par consultation égalent 176 millions d'euros par an. Pour un suivi optimal, il faudrait donc former 100 000 infirmières de pratique avancée ! Aujourd'hui, cela paraît beaucoup mais dans une société où le nombre de malades et de personnes fragiles est en constante augmentation, c'est ce qu'il nous faut pour alléger la charge mentale quotidienne des malades. J'ajouterais finalement que les infirmières, plus habituées aux soins réguliers des malades, ont une écoute différente des médecins, à mon avis mieux adaptée aux spécificités de la maladie chronique. Ce profil différent ajouterait quelque chose au suivi de la maladie chronique en France.

Cela aurait une autre conséquence en renforçant l'organisation du corps médical pour prendre en charge les maladies chroniques de façon différente des maladies aiguës. Cela passe notamment par de vraies missions de formation à la centricité patient : qu'est-ce que vivre avec une maladie chronique ? Quels sont ses impacts sur les autres organes ? Comment se comporter avec les malades et leurs proches ? Quel est l'impact du traitement sur la vie quotidienne du malade ? Est-il adapté à son mode de vie ? Ce domaine de la centricité patient est déjà largement introduit dans l'industrie pharmaceutique car la moitié des malades chroniques arrête leur traitement avant la fin. Pour que les patients soient « observants » sur le long terme (qu'ils n'arrêtent pas leur traitement en cours de route), la relation avec le médecin, la compréhension des enjeux de leur maladie et de l'appropriation des impacts des traitements sur leur qualité de vie quotidienne sont les clefs. J'enseigne cette thématique de la centricité patient à des étudiants de l'École de management de Lyon et celle des mines de Saint-Étienne, pourquoi ne pas permettre à des patients enseignants de former les étudiants futurs professionnels de santé ?

Je suis persuadée que cette prise en compte du malade chronique dans son entièreté par le corps médical est une évolution nécessaire tant l'état actuel des relations entre médecins et patients change.

La vie quotidienne des patients est un enjeu fondamental de la bataille de la maladie chronique. Il faut prendre cette question au sérieux si nous voulons que les malades se sentent pleinement égaux. C'est seulement à ce prix-là que le regard porté sur la maladie chronique changera.

CHAPITRE IV

Au travail

Et si le système entier était conçu pour vous empêcher de travailler ? Lorsque vous êtes malade chronique, la question du travail peut être une vraie problématique et, contrairement à une idée reçue, ce n'est pas l'incapacité physique des malades qui pose problème mais l'incapacité administrative à les prendre en charge.

Un tiers des Français sont porteurs d'une maladie chronique. Il est donc impossible aujourd'hui de faire l'économie de la question « travail et maladie » et pourtant tous les acteurs du monde du travail – employeurs, employés non concernés, pouvoirs publics – ne semblent pas prendre conscience de cette réalité. C'est que le sujet met mal à l'aise. Parler de la maladie chronique au travail, c'est s'attaquer à des questions difficiles et pointer du doigt un système qui tend à discriminer celles et ceux qui sont atteints de pathologies chroniques. Cela oblige aussi à interroger une culture du silence qui voit l'immense majorité des malades chroniques cacher leur condition de peur que celle-ci ne justifie leur renvoi... Pourtant le marché du travail n'a pas d'autre choix que de s'adapter à cette réalité. Il y va du bien-être des patients bien sûr – après tout, on parle de leur source de revenus – mais aussi de la manière dont les entreprises envisagent leur responsabilité.

Il est vrai que la maladie chronique au travail pose de nombreuses questions !

La première surprend toutes les personnes qui n'ont jamais eu à se la poser : quel métier m'est-il interdit d'exercer ? Chaque année, le

Défenseur des droits reçoit plus de dix mille saisies sur cette question de l'emploi des personnes malades. Militaire, gendarme, pompier, hôtesse de l'air, conducteur de train, gardien de la paix sont autant de professions interdites aux diabétiques. Chaque corps de métier a son propre référentiel qui fait la liste des capacités et incapacités pour y entrer. Ce qui rend la situation absurde : un diabétique peut être informaticien chez Airbus mais pas dans la Gendarmerie nationale. Encore plus surprenant, certaines écoles prestigieuses vous sont interdites : l'École des mines, Saint-Cyr, les Ponts et Chaussées. Incroyable, non ? Que des professions exigent une certaine condition physique, c'est parfaitement compréhensible, mais que ce soit toute une institution ou des études qui se ferment qu'importe la profession que vous souhaiteriez y exercer, c'est une véritable injustice.

La deuxième question est aussi délicate que personnelle : quand on est salarié, faut-il dire à son employeur qu'on est malade chronique ? Le problème revient souvent dans les témoignages que je collecte.

Dans une enquête effectuée auprès des utilisateurs de Mapatho, j'ai pu me rendre compte que la question divisait : si plus de 60 % d'entre eux préfèrent taire cette information, seul un tiers pense qu'il est préférable de tout expliquer. Or la loi indique que l'employeur est responsable civilement et pénalement des conditions de travail et de sécurité de son personnel.

Commençons par ceux qui préfèrent la transparence. Fort justement, ils font remarquer que ce choix peut considérablement leur simplifier la vie. Dès lors que leur employeur est au courant, il est plus facile de s'organiser pour prendre des rendez-vous médicaux ou aller faire ses examens. Plus besoin de prendre des jours de congé sur lesquels on concentre plusieurs visites médicales ! Et il est aussi plus facile de gérer sa douleur quand on n'est pas obligé de la cacher. L'une des souffrances de la maladie chronique est liée au silence qui entoure les malades qui n'aiment pas évoquer ce qu'ils traversent aux gens qui les entourent. Le secret peut avoir des effets délétères. Alors que nombre de maladies exigent une vraie tranquillité des patients, qui ont besoin de calme et de certitudes pour pouvoir avancer, l'angoisse de cacher la pathologie peut avoir un vrai impact sur le bien-être des patients, voire l'aggraver en ajoutant des troubles psychologiques aux maux physiques.

Eh oui, il est parfois difficile d'annoncer à son employeur ou à ses collègues qu'on est atteint d'une maladie chronique lorsque cette dernière est invisible. C'est du moins ce que pensent deux tiers des patients interrogés ! Nombre d'entre eux craignent que l'honnêteté ne représente un risque professionnel. Cela me paraît très problématique à une époque où nombre d'entreprises affichent leurs objectifs d'inclusion. En effet, beaucoup de malades chroniques craignent que leur maladie ne les affaiblisse auprès de leurs employeurs. Leur pathologie les fragiliserait et remettrait en question leurs capacités. Pire, en cas de restructuration de l'entreprise, ils ont le sentiment que leur maladie puisse être une des raisons (implicites) de leur renvoi... On voit qu'il y a encore beaucoup de chemin à faire pour pleinement accomplir l'égalité entre tous les employés !

La vérité est que la maladie chronique peut aussi aboutir à votre renvoi. Si un employé enchaîne les arrêts maladies, au bout d'un moment, l'entreprise peut arguer que celui-ci a mal choisi son orientation ou que ses absences répétées désorganisent le service. À ces deux titres, il peut être au mieux muté dans un autre service ou, au pire, renvoyé.

Vous me répondrez que non, que l'article L. 1132-1 du Code du travail interdit à l'employeur de choisir pour motif de licenciement la maladie ou le handicap du salarié, sauf inaptitude constatée par le médecin du travail. Néanmoins la Chambre de commerce et de l'industrie indique que : « Les perturbations dans le fonctionnement de l'entreprise, liées à l'absence prolongée ou aux absences répétées du salarié, peuvent constituer une cause de licenciement, à condition qu'elles rendent nécessaire son remplacement définitif par une embauche en CDI. L'appréciation des conséquences des absences et de la désorganisation de l'entreprise relève, en cas de contentieux, du pouvoir souverain d'appréciation des juges du fond. »

Autrement dit, le motif utilisé en cas de licenciement ne sera pas le handicap ou la maladie mais la désorganisation de services du fait des conséquences de votre maladie.

En effet, la maladie chronique inquiète les employeurs. On se dit que l'employé atteint d'une pathologie sera moins présent, moins efficace, moins capable, en somme, de remplir sa mission qu'un patient valide ! L'association

Épilepsie France indique que « certains employeurs donneront systématiquement la préférence au candidat dont l'état de santé n'est source pour eux d'aucune inquiétude ».

Récemment, une femme m'expliquait qu'elle avait été écartée d'un emploi à haute responsabilité dans l'administration hospitalière (!) à cause de sa maladie rare. Le stress et les horaires de ce poste furent jugés incompatibles avec sa pathologie par ses supérieurs, sans qu'elle puisse plaider sa cause. Dans ce dernier cas, c'est particulièrement stupide ! Le but d'un malade chronique n'est pas de se rendre plus mal en faisant des choses qui sont incompatibles avec sa pathologie, bien au contraire. Dans ces conditions, comment s'étonner que nombre de malades choisissent le silence et le secret plutôt que de dire publiquement qu'ils sont atteints d'une maladie ?

Les conséquences peuvent être dramatiques pour le malade, qui risque le découragement ou la dépression : « J'ai une polyarthrite rhumatoïde et je suis diabétique de type 2. Je suis en arrêt longue maladie car ma demande de mi-temps thérapeutique a été refusée sans explications. Mes demandes de congé sont refusées alors que j'en avais besoin pour me rendre à mes rendez-vous médicaux. Mes maladies ont toujours été remises en question par mes employeurs car elles sont invisibles. J'ai gaspillé beaucoup d'énergie à rattraper les heures perdues à cause de mes rendez-vous, je restais tard le soir pour montrer ma bonne foi et puis j'ai compris que ça ne servait à rien, que je négligeais ma santé pour le travail et ça ce n'est jamais bon. Je viens d'être mis en invalidité par l'assurance maladie, j'attends sagement d'être licencié pour inaptitude et repartir sur de bonnes bases quand ma santé me le permettra. Mais psychologiquement c'est difficile de se battre contre les préjugés et les injustices à cause de nos maladies… avec le recul je comprends que c'était une forme de harcèlement accepté par tous. »

D'un point de vue pratique, cette discrimination professionnelle est court-termiste. Pour moi, la majorité des malades chroniques ont démontré une résilience et une capacité d'adaptation qui devraient être valorisées sur le lieu de travail.

Mais, encore une fois, il existe des motifs d'espoir ! Une véritable réflexion s'est engagée sur les possibilités d'adaptation inclusive du lieu de travail, des innovations technologiques permettent de beaucoup mieux approcher la maladie en entreprise et des adaptations de la loi sont en cours.

De nombreuses entreprises se sont mobilisées pour créer la fondation Humaninnov en 2015. La fondation souhaite répondre à un besoin : celui de transformer le monde du travail de l'intérieur pour qu'il intègre mieux les employés atteints de pathologies chroniques ou de handicap. Il s'agit, pour les entreprises, de prendre en considération les malades chroniques. La fondation part d'un constat : on sous-estime la valeur ajoutée de l'inclusion et de la valorisation du capital humain dans le monde du travail. Il s'agit de renverser une tendance ancienne du capitalisme, qui dispose de la ressource humaine, sans trop se soucier des individus qui, justement, constituent cette « ressource ». Il s'agit ici au contraire de prendre en compte les particularités de tous les travailleurs pour améliorer l'efficacité globale de l'entreprise.

Elle s'inscrit dans une réflexion plus générale sur la responsabilité sociale et sociétale des entreprises et participe à la valorisation d'une nouvelle forme de PIB : le produit immatériel brut. À la manière du bonheur national brut, que mesure le Bhoutan depuis 1972, ce PIB cherche à prendre en compte la satisfaction de nombreux actifs qui participent au développement de notre économie. Pour la maladie chronique, la fondation met en avant une charte en six points pour renforcer l'inclusion des malades sur leur lieu de travail, et mettre fin au règne du silence dans l'entreprise : sensibiliser et former les dirigeants et managers ; promouvoir l'application du principe d'inclusion des personnes atteintes de pathologies chroniques ; favoriser leur représentation au sein de l'entreprise ; communiquer sur l'engagement de chaque entreprise aussi bien en son sein qu'auprès de ses partenaires ; faire de l'élaboration et de la mise en œuvre de la politique d'inclusion des personnes atteintes de pathologies un objet de dialogue social avec les représentants du personnel ; évaluer régulièrement les progrès réalisés.

Cette charte, qui s'accompagne d'autres réflexions concrètes, devrait être signée par tous les acteurs du marché du travail en France car la maladie chronique touche toutes les entreprises, publiques ou privées, et tous les domaines. Refuser de regarder ce problème en face, c'est choisir l'aveuglement contre l'efficacité !

Des start-up se sont également emparées de ces problématiques. C'est par exemple le cas de Moodwork. Fondée en 2017 par 2 jeunes entrepreneurs, cette start-up a développé une plateforme et une application dédiées aux collaborateurs en entreprise visant à améliorer leur qualité de vie au travail et libérer la parole. L'entreprise se concentre principalement sur la santé mentale, la dépression étant l'une des principales maladies chroniques en France et le burn out un fléau contemporain. Aujourd'hui, ce sont près de 120 000 personnes qui sont suivies et accompagnées sur la plateforme qui a mis en place un processus de prise en charge dédié : d'abord, les utilisateurs peuvent faire le point sur leur situation grâce à une autoévaluation ; ensuite, ils sont pris en charge par des psychologues qui les suivent ; ils ont également accès à un ensemble de fiches qui permettent de mieux se repérer dans l'escalade de la maladie.

Par ailleurs, au sein même des entreprises, j'entends parler de nombreuses initiatives qui visent à améliorer la vie des malades chroniques. C'est un signe que le sujet commence à infuser dans la société et, notamment, dans le monde du travail. Je pense par exemple à certaines entreprises qui ont décidé de prendre en compte le problème de l'endométriose. Cette maladie féminine particulièrement douloureuse pendant les jours de menstruation a longtemps été complètement ignorée par la société et donc dans le monde du travail. Un mélange d'ignorance et de sexisme ordinaire, qui normalisait la douleur des règles, a fait que cette pathologie, qui touche des centaines de milliers de femmes, est restée dans l'ombre. C'est terrible car cette maladie pèse sur la vie des travailleuses, notamment au cours des premiers jours du cycle menstruel. Depuis quelque temps, certaines entreprises ont décidé d'adopter une nouvelle approche du problème en donnant un jour de congé à leurs employées malades au début de leurs règles.

La loi commence elle aussi à prendre en compte ces questions.

En juin 2021, le Sénat a adopté une proposition de loi relative aux restrictions d'accès à certaines professions en raison de l'état de santé. Cette dernière avait été votée par l'Assemblée nationale en janvier 2020. Cette proposition de loi a d'abord été pensée pour les diabétiques puis pour tous les malades chroniques et s'est finalement étendue à toutes les situations liées à l'état de santé. Son premier article propose la constitution, pour une durée de trois ans, d'un comité interministériel qui aura pour missions de recenser et d'évaluer la pertinence des textes prévoyant les restrictions d'accès à certains métiers. Les possibilités de restriction à l'emploi vont être revues afin que soit prise en compte l'évolution des traitements. Les conditions de santé spécifiques à chaque personne seront ainsi analysées au regard de la fonction précise qu'elle doit exercer. Il ne devrait donc plus y avoir de métier systématiquement interdit aux personnes souffrant de telle ou telle pathologie.

Il en va de même pour les aidants dont la reconnaissance est passée par des adaptations de lois. Depuis 2019, le don de jours de repos est un dispositif permettant à tout salarié de renoncer anonymement, et sans contrepartie, à tout ou partie de ses jours de repos en faveur de l'un de ses collègues. Cette possibilité est ouverte dans deux situations : le salarié bénéficiaire a la charge d'un enfant atteint d'une maladie, d'un handicap ou victime d'un accident grave, qui rendent indispensables une présence soutenue et des soins contraignants ; le salarié vient en aide à un proche en situation de handicap (avec une incapacité permanente d'au moins 80 %) ou d'un proche âgé et en perte d'autonomie.

Ces nouvelles dispositions sont excellentes : elles consolident à la fois la fraternité entre collègues et elles permettent aussi de renforcer la discussion sur des situations de vie beaucoup plus communes qu'on ne l'imagine.

Le développement formidable des technologies est aussi une vraie source d'espoir pour les travailleurs atteints de maladies chroniques. Le développement des objets connectés va permettre aux malades chroniques de suivre leurs constantes et s'ils le souhaitent de tenir leurs médecins très précisément informés de l'évolution de leur maladie. C'est aujourd'hui le cas par exemple pour les diabétiques qui sont équipés d'objets connectés leur permettant d'observer l'évolution du taux de sucre qu'ils ont dans le sang et leur évitant le désagrément de devoir se piquer le doigt plusieurs fois par jour !

Malgré ces évolutions positives aux origines très diverses, la maladie chronique renforce toujours les inégalités existantes du monde du travail.

C'est d'abord le cas des inégalités hommes-femmes. De fait, si elles représentent 46 % de la population active, les femmes occupent 80 % des emplois à bas salaire, souvent éprouvants physiquement et généralement contractuellement moins protégés que d'autres métiers. Il est souvent plus difficile pour les femmes de se maintenir dans l'emploi lorsqu'elles sont atteintes de maladies chroniques. Moins protégées, ces femmes sont souvent liées par des contrats précaires qui permettent aux employeurs de les écarter dès lors qu'elles affichent la moindre faiblesse. Ce grave problème se retrouve chez les travailleurs les plus pauvres. Certaines maladies chroniques sont liées aux conditions de travail : plus la pénibilité de l'emploi est élevée, plus on a un risque de développer des pathologies (lombalgie, troubles musculo-squelettiques, par exemple). Certains chercheurs parlent ainsi de la « double peine des ouvriers », dont l'espérance de vie est directement affectée par leur métier. Bien souvent, ces travailleurs sont moins informés et évoluent dans des systèmes de production où la gestion des ressources humaines se fait de manière très verticale. Dès lors, il est difficile d'être bien accompagné… Ces problématiques frappent singulièrement différents types d'entreprises. Par exemple, les entreprises d'aide à la personne, dans lesquelles la répétition des gestes et la dureté du travail s'accompagnent d'une organisation extrêmement rigide pour satisfaire les besoins des demandeurs de plus en plus nombreux, peu propice à la prise en compte du bien-être des salariés. N'avez-vous jamais rencontré d'aide-soignante ou d'aide à domicile qui soit cassée à l'aube des 50 ans ?

C'est aussi le cas des entreprises faisant appel à de nombreux sous-traitants comme les services d'entretien qui se défaussent ainsi de la gestion d'une partie des ressources humaines sur des entreprises dont ils ne suivent pas nécessairement les pratiques internes. C'est aussi pour cela qu'une charte de l'entreprise

Patient Friendly, signée par les acteurs engagés de l'économie, pourrait avoir une vraie utilité !

J'ajouterai également que les entreprises doivent prendre en compte le caractère évolutif d'une maladie chronique. Cette dernière est souvent évolutive et ce qui est valable à un moment peut ne plus l'être quelques mois ou quelques années plus tard. C'est notamment lié au fait, malheureusement, que les maladies chroniques viennent rarement seules ! La polypathologie chronique est en effet une réalité à laquelle nos sociétés doivent s'adapter. C'est une conséquence, tristement logique, de nombreuses maladies chroniques d'en amener d'autres. Et ce risque s'accroît si l'errance diagnostique pour la maladie principale a été longue ! Aussi étonnant en première lecture que cela puisse paraître, la polypathologie est prédominante dans les sociétés où les populations sont mieux soignées. C'est là que les maladies sont le mieux diagnostiquées.

Cette réalité complique encore plus la vie des malades chroniques au travail. S'ils ont parlé de leur maladie à leur employeur, il est parfois difficile d'expliquer les évolutions de pathologies complexes à des gens qui n'y comprennent pas grand-chose. À terme, cela doit impliquer une meilleure formation des responsables des ressources humaines et des managers de proximité avec un encadrement plus fin et plus adapté de ces travailleurs. Dans le cas, aujourd'hui beaucoup plus répandu, où le travailleur n'a pas parlé de sa maladie, la situation est encore plus difficile puisque certaines évolutions peuvent nécessiter des arrêts maladies plus ou moins longs, voire des aménagements qui peuvent surprendre si l'employeur n'avait aucune idée de la maladie de son collaborateur…

Aujourd'hui, il faut que le droit vienne à la rescousse des nombreuses initiatives que j'ai évoquées. Comment est-il possible qu'avec un droit du travail aussi complexe et détaillé que le nôtre, il soit toujours difficile pour un malade chronique de parler de sa maladie à son employeur et aussi facile de se faire licencier ? Un délégué interministériel à la maladie chronique pourrait mettre en place des mesures permettant une meilleure prise en charge de cas qui sont beaucoup plus répandus qu'on ne veut bien le dire, ou le croire.

Il en va de même pour les aidants. C'est un sujet crucial dans la mesure où nombre de maladies chroniques exigent une présence régulière des proches pour accompagner le patient, l'aider dans ses soins ou le soutenir psychologiquement. Or la situation d'aidant de malade chronique est à peine reconnue par la loi ! Il faut que ce statut ouvre le droit à plus d'aménagements d'horaires au travail.

Dans ce vide juridique, les drames humains se multiplient : « Nous avons une fille de 1 an qui a le syndrome de Kiss, une maladie qui n'est pas reconnue en France. Nous travaillons tous les deux donc nous souhaitions que la petite aille à la crèche. Aujourd'hui, on se voit refuser la place qu'elle avait l'an passé car le syndrome de Kiss est très lourd et fatigant au quotidien. »

Enfin, d'un point de vue politique, je suis convaincue qu'il serait pertinent que les entreprises puissent être soutenues par l'État pour favoriser l'intégration de malades chroniques. On pourrait par exemple imaginer un plan de soutien aux entreprises ayant un certain pourcentage de malades chroniques à temps partiel pour raison de santé dans leurs effectifs. Cela se mettrait en place par un dispositif de soutien aux salaires des malades chroniques pour qui il est préférable de ne pas exercer un emploi à temps plein. Il serait possible de prendre des malades chroniques en horaires aménagés, ce qui pèse sur une entreprise, mais en faisant en sorte que l'État rémunère une partie de leur salaire afin que celle-ci soit rééquilibrée.

CHAPITRE V

Chez soi

Imaginez que le système entier soit conçu pour vous empêcher d'accéder à la propriété. Vous avez toujours travaillé, gagné votre vie, grimpé les échelons. Du reste, votre emploi vous plaît; vous vous y épanouissez. Et comme les quatre cinquièmes des Français, vous souhaitez devenir propriétaire de votre résidence principale. C'est là que tout déraille. Ou plutôt, c'est là que tout déraille *si vous êtes malade chronique* !

Cette réalité est mal connue de l'ensemble de la population mais s'il s'avère que vous avez une pathologie chronique, votre accès à l'emprunt sera considérablement ralenti ou rendu impossible par un système bancaire et assurantiel contradictoire. C'est une injustice colossale ! Dans nos sociétés, ne pas pouvoir emprunter est un véritable frein à l'accès à la propriété.

Je n'exagère rien : la base de nos économies développées, c'est l'accès au crédit ! Que ce soit dans la sphère privée, pour acheter une maison ou un appartement, ou dans la sphère productive, pour tous ceux qui veulent entreprendre : la capacité à emprunter est absolument fondamentale. C'est la garantie d'une forme d'égalité entre tous les citoyens : sans capacité d'emprunter, seuls les plus riches pourront investir, tandis que les autres restent à quai, condamnés à subir une forme de minorité économique perpétuelle. Bien évidemment, il ne s'agit pas de dire que tout le monde doit pouvoir emprunter, sans plafond et sans aucune condition de solvabilité. Mais il me semble naturel que tout emprunteur doté de garanties suffisantes (et en France elles sont très élevées) puisse emprunter pour réaliser ses projets personnels ou professionnels !

Et pourtant, il n'en est rien. Pourquoi ? Laissez-moi vous guider dans ce labyrinthe dont la complexité vient s'ajouter aux difficultés que doivent subir les malades chroniques.

Lorsque l'on fait une demande de crédit, il faut remplir plusieurs formulaires.

L'un d'entre eux inquiète la généralité des emprunteurs en puissance : c'est le questionnaire fiscal/financier. L'évaluation de vos ressources permettra à la banque de vous dire combien elle peut vous prêter pour acheter un bien.

Pour les malades chroniques, c'est le deuxième formulaire qui pose problème : le questionnaire médical, qui est généralement le début d'un véritable calvaire. Aujourd'hui celui-ci vient après la question financière : vous avez défini votre budget, votre conseiller bancaire a validé ce montant et vous avez trouvé le bien de vos rêves. Mais lorsque vous revenez voir votre conseiller pour lui expliquer, des paillettes dans les yeux, que vous avez trouvé votre foyer, il vous indique que pour obtenir l'assurance de votre futur crédit, il faut compléter un questionnaire médical.

Le problème est bien connu des associations de patients, il ne l'est pas du grand public qui le découvre malheureusement une fois la maison de leur rêve trouvée.

Pour mieux comprendre ce qui est en jeu, j'ai analysé une vingtaine de questionnaires médicaux. Et le premier constat donne déjà le vertige. Il n'y a aucun modèle unifié. Chaque banque travaille avec un assureur qui a son propre questionnaire et son propre processus. Leur seul point commun ? Une complexité et des questions alambiquées qui semblent avoir été rédigées par le Chapelier fou que croise Alice lorsqu'elle découvre le pays des merveilles. « Êtes-vous ambidextre ? Êtes-vous gaucher ? Avez-vous au cours des cinq dernières années obtenu un résultat anormal lors d'un examen médical ? » Dois-je mentionner les analyses d'urine qui montre la présence d'une cystite ? Voilà le type de questions auxquelles vous aurez affaire.

Et il y a pire ! Aujourd'hui nous sommes dans un système de double questionnaire. Une première version synthétique est donnée à tout le monde. Puis, si vous avez le malheur de répondre positivement à l'une des cinq premières questions, vous devrez remplir un second questionnaire, beaucoup plus long et plus tatillon. Et ce n'est pas tout ! Il faut souvent envoyer des informations complémentaires (des échographies, des prises de sang, des comptes rendus opératoires, l'avis écrit d'un spécialiste) si l'assureur veut en savoir plus. Certains assureurs n'ont pas froid aux yeux : ils demandent même votre numéro de Sécurité sociale pour accéder à votre dossier médical ! L'atteinte à la vie privée est absolument colossale. Et, évidemment, elle ne vise qu'une partie de la population, qui doit déjà subir les nombreuses conséquences de la maladie chronique.

Si vous allez au bout de cette procédure, les risques sont énormes que vous vous voyiez refuser un crédit ou que la proposition ne soit pas validée car les taux d'usure seront dépassés (la nouvelle réglementation du taux d'usure inclut le coût de l'assurance dans son calcul pour protéger les consommateurs de taux d'intérêt insoutenables). Or, compte tenu des taux d'intérêt bas en ce moment, si vous y ajoutez le coût de l'assurance, plus cher pour un malade chronique, alors le taux d'usure maximum recommandé est très souvent atteint, voire dépassé. Vous pouvez aussi obtenir une assurance qui ne couvre pas vos pathologies, ce qui veut dire que vous paierez pour rien ! C'est ce qu'on appelle les « exclusions ».

C'est la situation absurde de ce témoin : « L'obtention du prêt a été très difficile.

Aucune banque ne voulait nous faire de crédit, vu ma situation médicale. Nous avons fini par réussir à avoir un prêt mais avec une exclusion au niveau de l'assurance me concernant, exclusion de toutes pathologies ou conséquences en rapport avec le dos, les jambes, la moelle épinière, le canal rachidien, etc., etc. »

Il existe même une dernière situation, et c'est peut-être la plus frustrante, vous finirez par recevoir une proposition mais le dossier aura pris tant de temps à être validé que l'appartement que vous aviez identifié vous aura filé entre les doigts… Disons-le, c'est un véritable enfer ! C'est aussi un terrible sentiment d'échec pour les malades. On se sent anormal et discriminé quand on subit un pareil refus. Et pour quelle raison ? Parce que l'on a eu le malheur d'être honnête et de déclarer une maladie qui n'est pas létale et dont les effets se font déjà ressentir dans tous les domaines de la vie. C'est la double peine, en somme.

La situation est d'autant plus frustrante que les malades chroniques sont particulièrement ciblés. Dans le cas des cancers, il existe un droit à l'oubli. Au bout de cinq années après la rémission, il n'est plus nécessaire de déclarer le fait que l'on a été malade. Tout cela est une conséquence de l'état actuel de la recherche. Alors que la guerre a été déclarée au cancer – et à raison ! – depuis plusieurs décennies, nous disposons aujourd'hui d'une quantité impressionnante de données qui permettent aux assureurs d'évaluer le risque très précisément. C'est une bonne nouvelle pour les malades du cancer qui peuvent espérer avoir accès au crédit et donc à la propriété.

Malheureusement, il n'en va pas de même pour les autres maladies chroniques. L'énorme retard accumulé de la recherche se fait sentir lorsqu'il s'agit d'évaluer des dossiers de demandes de crédit. Pourquoi ? C'est très simple : l'absence de données ne permet pas d'évaluer le risque réel représenté par telle ou telle pathologie. Avec un résultat très problématique : puisque les assurances ne peuvent pas quantifier le risque, elles excluent la pathologie de la liste qu'elles couvrent...

Mais alors, quelle est la solution pour les candidats à la propriété ? Mentir dans leur questionnaire médical, bien sûr. Aujourd'hui, et c'est une triste conséquence de ce système ubuesque : même des médecins conseillent à leurs patients d'omettre de déclarer des pathologies dans leur questionnaire médical pour qu'ils ne soient pas bloqués dans leur projet ! Mais cette réalité, créée par le système, a un effet pervers : elle ne pousse absolument pas les institutions de crédit à réformer leur système puisque celles-ci peuvent s'abriter en disant qu'elles n'ont pas tant de questionnaires médicaux problématiques, fort logiquement puisque de nombreuses personnes mentent dans leurs réponses ! Je vous l'avais dit, c'est parfaitement absurde.

« J'ai menti. Et comme il est illégal pour les banques de demander les motifs d'arrêt de travail, logiquement le médecin expert de leur assurance doit demander les motifs au médecin conseil de l'échelon régional du service médical de la CPAM. Vu que les médecins conseils de la CPAM n'ont aucune obligation de réponse, et surtout détestent ce type de demande des assurances, j'ai le temps de voir venir. »

Cette hypocrisie généralisée aboutit à d'autres situations ubuesques.

« Comme je suis toujours en errance de diagnostic, personne n'a posé de noms sur mes symptômes et je n'ai pas de traitement donc techniquement je n'avais pas à répondre au questionnaire médical. C'est le seul avantage d'être dans l'errance médicale. »

Une personne qui est atteinte de la maladie de Crohn m'a contactée pour me parler de sa situation. La maladie de Crohn est handicapante mais elle peut être traitée au long cours et n'empêche pas, par exemple, de travailler. C'est le cas de cette personne, dont le conjoint travaille également. L'un et l'autre gagnent très confortablement leur vie, elle-même pharmacienne, ils font partie sans aucun problème du premier décile des revenus de la population. Pourtant, à cause de sa maladie, deux institutions de crédit lui ont refusé un prêt ! Ils sont pourtant parfaitement solvables et leur situation est stable. Pour l'instant, ils ont cessé de faire des demandes de crédit car la répétition des refus peut finir par peser dans leur dossier. Et ils réfléchissent à des solutions terriblement tristes. Ils hésitent notamment à se séparer – sur le papier bien sûr – pour permettre au membre du couple non malade d'emprunter sans que son cas ne pèse sur son dossier ! Mais cela ouvre de nouveaux problèmes. En cas de décès de l'un des deux conjoints, l'autre ne sera pas couvert par l'assurance et devra continuer à rembourser le crédit seul. Sans même parler de la charge symbolique qu'il y a à devoir se séparer de la personne avec qui on souhaite bâtir son foyer... pour obtenir un emprunt. Ce serait risible si ce n'était pas si terrible !

Mais, si les médecins suggèrent de mentir, le risque ne doit pas être énorme ! Eh bien si. Mentir dans ce questionnaire, c'est prendre des risques colossaux. Cela signifie en effet que l'assurance qui protège votre crédit et qui vous évite l'insolvabilité en cas d'imprévu ne couvrira pas votre maladie chronique ! Imaginez maintenant que l'aggravation de votre pathologie, ou l'apparition d'une nouvelle pathologie corrélée, vous oblige à quitter votre travail ! L'assurance ne vous couvrira pas et vous risquerez de perdre votre bien ou d'être poursuivi par la banque à cause de votre insolvabilité !

Existe-t-il des solutions aujourd'hui ? À vrai dire, non. Dans mes conversations avec des parlementaires, je me suis rendu compte que nombre d'entre eux ignoraient complètement cette réalité. Quant au ministère de la Santé, il sait que le problème existe puisqu'il répond régulièrement aux associations de malades qu'il n'est pas dans leur intérêt de demander la classification en ALD de leur maladie parce que cela aurait une conséquence sur l'accès au crédit des patients qu'elles défendent. Vous avez dit grotesque ?

C'est pour cela que j'ai décidé de me mobiliser pour que soit créée la première assurance de prêt immobilier dédiée aux malades chroniques. Après un travail d'enquête extensive, qui m'a permis de toucher du doigt l'absurdité du système dans lequel nous évoluons, je me suis dit que c'était à nous, malades chroniques, de prendre les choses en main si nous voulions cesser de subir cette discrimination.

Le point de départ est de revoir intégralement l'expérience de l'emprunteur. Pour cela, j'ai travaillé avec des professionnels du secteur – un courtier, un assureur et un réassureur – que j'ai réussi à convaincre de l'intérêt de cette démarche. Après tout, je parle de millions de personnes qui sont exclues du prêt ou dont la couverture assurantielle est dysfonctionnelle car en partie fondée sur des mensonges ou des omissions au moment de compléter leur questionnaire de santé ! Après de nombreux échanges, nous avons décidé de lancer une approche, pathologie par pathologie, qui se fera avec un parcours de souscription différent.

Pour bénéficier de cette assurance, le malade chronique pourra se rendre sur une plateforme pour faire une simulation de manière anonyme. Il remplira directement sa condition de santé : selon ses pathologies, il pourra compléter les opérations effectuées, les traitements en cours, les examens à venir, etc. En réponse, il obtiendra une proposition immédiate de prix et de couverture.

Tout cela se fera de manière parfaitement anonyme. Pourquoi l'anonymat ? Parce que de nos jours cela n'a pas de prix, surtout lorsque, pour une raison ou pour une autre, on a un profil qui ne rentre pas exactement dans les cases très normées des modèles contemporains de gestion. C'est le cas des malades chroniques. Pour eux, la simulation anonyme signifie que les malades pourront déclarer l'intégralité de leurs pathologies et donc de faire en sorte d'être bien couverts. Le site des impôts permet de faire une simulation du montant de votre impôt sur le revenu, pourquoi pas une assurance ? Si le tarif proposé anonymement intéresse le malade chronique, il devra finaliser la souscription pour obtenir son offre d'assurance.

Dans l'élaboration de ce projet, je me suis heurtée à de nombreux murs. La plupart des acteurs du secteur n'étaient apparemment pas très intéressés à l'idée de travailler sur cette question. C'est stupide, surtout si l'on considère la position actuelle des assureurs face à la maladie chronique.

Aujourd'hui, ils se partagent entre trois attitudes. Soit ils n'assurent pas ou excluent les pathologies de l'assurance. Soit ils assurent, mais à des prix prohibitifs, qui marquent une claire rupture d'égalité avec le reste de la population. Soit ils assurent à des prix acceptables mais avec des délais de traitement qui ne sont pas compatibles avec les tensions du marché immobilier en France (rappelons qu'il manque deux cent mille constructions de logements par an pour loger tous ceux qui souhaitent devenir propriétaires).

Cette attitude est évidemment dommageable pour les malades chroniques qui sont donc largement désavantagés dans la course de l'accession à la propriété. Mais mon but est de montrer qu'elle est aussi dommageable pour les compagnies d'assurances. D'abord, elles se privent de clients potentiels, ce qui, dans un milieu aussi concurrentiel, n'est pas négligeable ! Ensuite, l'innovation d'usage que je propose, fondée sur l'honnêteté entre le patient et l'assureur, permettra de supprimer des processus chronophages et donc coûteux pour les banquiers et les assureurs qui examinent les questionnaires remplis par les malades et leur demandent des pièces complémentaires ! Grâce à cette innovation, on pourrait revoir la « sélection médicale des risques aggravés » et faire clairement évoluer les choses en faveur des malades.

Mais pour y arriver, nous devons administrer la preuve par l'exemple. J'ai réussi à ce que le plus grand réassureur français travaille sur ce sujet. Je souhaite démontrer qu'il y a peu de sinistres avec les malades chroniques. Ce qui est parfaitement logique ! Les patients atteints de pathologies chroniques sont particulièrement suivis par les médecins. Ils connaissent leur maladie et ont une idée de ses évolutions potentielles. Pour le dire autrement, ils sont plus avers au risque que le reste de la population… Et c'est une bonne nouvelle pour un assureur ! Par ailleurs, et cela a également un intérêt pour ces entreprises, mettre en place des programmes adaptés aux malades chroniques leur permettrait de renforcer leur image de marque, en montrant qu'ils font un véritable effort pour encourager l'accès à la propriété !

Cette assurance d'un nouveau genre devrait voir le jour au même moment que la parution de ce manifeste et se nommait : Prosper & Co. Pourquoi Prosper ? Car en latin cela signifie favorable. Quoi de plus logique pour cette assurance réellement inclusive ? Nous démontrons ainsi que la maladie chronique n'est pas une fatalité qui devrait progressivement empêcher les patients d'avoir une vie normale. Au contraire, je pense qu'il faut signaler tous les dispositifs qui permettent aux malades de vivre comme tout le monde. Et lorsqu'il n'y en a pas ? Eh bien, c'est à nous de donner l'exemple et de montrer que les inégalités actuelles peuvent être combattues. Il est absolument insensé que des millions de Français ne puissent acheter un bien car soit ils seront mal assurés, soit ils ne pourront pas financer leur projet. Cette proposition d'assurance est un premier élément de solution.

À elle de faire un effet boule de neige.

Et dans le futur ? Espérons que les pouvoirs publics s'empareront de ce problème. Je suis persuadée que ce genre d'initiatives par la preuve finira par avoir un impact fondamental sur la manière dont sont considérés les malades.

Rien ne justifie que les malades chroniques ne puissent constituer un patrimoine immobilier ! À nous de faire en sorte que cela n'arrive plus.

CONCLUSION

Dix propositions pour redonner le sourire aux malades chroniques en France

Pour terminer ce manifeste, je vous propose une petite expérience de pensée. Et si nous tirions le fil de la logique de ces inégalités qui prévaut aujourd'hui pour des millions de malades chroniques, à quoi ressemblerait le monde dans lequel nous pourrions vivre demain ?

Un quart des Français seraient retranchés de toute activité professionnelle et seraient privés d'accès à la propriété. Leur vie quotidienne serait toujours plus complexe, l'accès au traitement impossible. Ils seraient empoisonnés par un système de soins mal adapté et une société qui ne veut pas les voir. Ils seraient forcés à l'immobilité géographique.

Des millions de citoyens, théoriquement égaux du reste de la population, vivant une demi-vie ! Vous trouvez que j'exagère ? Alors, comme moi, vous pensez que le meilleur est devant nous.

Cette question des inégalités devrait tous nous interpeller, les Français en bonne santé comme ceux qui sont malades chroniques, dans la mesure où une société de ce genre, si elle n'est moralement pas souhaitable, n'est pas non plus tenable d'un point de vue économique. C'est une aberration de se priver de l'activité économique et sociale d'un tiers de notre population !

À l'heure actuelle, si des malades ne s'organisaient pas en associations ou ne créaient pas des entreprises, notre monde serait toujours aussi mal adapté aux besoins fondamentaux des malades chroniques. Et malgré le travail incroyable qu'ils fournissent, ce n'est pas suffisant. Il nous faut aujourd'hui transformer les règles du jeu.

Au Parlement comme au Gouvernement, il est temps que la question de la maladie chronique soit débattue et que les choses changent. Il est temps, surtout, que la politique prenne le relais des combats individuels. C'est aujourd'hui vers eux que je me tourne.

Permettez-moi donc de conclure ce manifeste par l'énonciation des dix principales mesures qui pourraient être mises en application si nous voulons durablement transformer l'approche française de la maladie chronique :

1.

Créer une délégation interministérielle pour la maladie chronique afin de coordonner les efforts des différents ministères. Cette délégation pourrait lancer les états généraux de la maladie chronique.

2.

Établir un référentiel clair de l'ensemble des maladies chroniques existantes, du niveau de handicap qu'elles provoquent, des droits et des aides qu'elles peuvent ouvrir. Cela permettrait de créer un guichet national unique d'étude des dossiers d'invalidité et de handicap, la Maison nationale des personnes handicapées, pour

harmoniser les pratiques sur tout le territoire français.

3.

Financer des programmes de recherche pour comprendre les mécanismes et risques de maladies « grand public » encore mal connues.

4.

Renforcer l'éducation médicale dès l'adolescence en donnant sa place à la médecine scolaire et créer une consultation d'éducation thérapeutique avec le médecin traitant pour les jeunes adultes en âge de gérer leur santé.

5.

Former les soignants à une prise en compte du malade chronique dans son entièreté et développer la formation d'infirmières de pratique avancée (IPA) pour qu'elles deviennent les soignantes référentes et de proximité des malades chroniques.

6.

Offrir une prise en charge psychologique à tous les malades chroniques qui le souhaitent afin d'éviter l'isolement et la détresse.

7.

Signer une charte engageante de l'entreprise où il fait bon être malade chronique.

8.

Encourager les entreprises à proposer des temps partiels aux malades chroniques qui en ont besoin avec une aide d'État.

9.

Protéger davantage les malades et les aidants risquant d'être licenciés pour raisons organisationnelles.

10.

Étendre l'intégration de représentants de malades chroniques au sein de l'Autorité de contrôle prudentiel et de résolution (ACPR)

pour faire disparaître les inégalités dans les offres des assureurs.

Aujourd'hui, de *Lonely patient* à *Happy patient.*

À Matthias Leridon
qui m'a permis de faire entendre la voix
des malades chroniques dans le débat
public, d'abord avec Lonely patient
puis aujourd'hui avec Happy patient.

Il y a des rencontres
qui changent une vie.

Pour aller plus loin,
scannez ce QR code.

Si ce livre vous a intéressé,
retrouvez le premier ouvrage
de la même autrice, *Lonely patient*,
2020, aux éditions Débats Publics.

TABLE DES MATIÈRES

AVANT-PROPOS
Marina Kvaskoff, docteure en santé publique, épidémiologiste, chercheuse à l'Inserm 13

INTRODUCTION
Être malade et être heureux ne sont pas des propositions antinomiques 21

CHAPITRE I
Plus vite 29

CHAPITRE II
Partout 51

CHAPITRE III
Tout le temps 74

CHAPITRE IV
Au travail 101

CHAPITRE V
Chez soi 124

CONCLUSION
Dix propositions pour redonner le sourire aux malades chroniques en France 143

LES AUTEURS DE DÉBATS PUBLICS

FRANÇOISE ADAMSBAUM
Directrice du Musée international des arts modestes de Sète (MIAM)

YAËLE AFERIAT,
Directrice de l'Association française des Fundraisers

JEAN-PHILIPPE AKA,
Fondateur d'Africa Art Market Today

HERVÉ AMAR,
Président d'Ayming

ANTOINE AMIEL,
Cofondateur de LearnAssembly

JEAN-XAVIER ARNAUD,
Associé, Tilder

JULIEN ARTU,
Cofondateur de My Hospi Friends

JACQUES ATTALI,
Ancien conseiller spécial de François Mitterrand

ANDRÉ-JACQUES AUBERTON-HERVÉ,
Président-fondateur de Soitec

FANNY AUGER,
Fondatrice de The School of Life

BERTRAND BADRÉ,
Président de Blue Like an Orange Sustainable Capital

SIMON BAKER
Directeur de la Maison européenne de la photographie (MEP)

HECTOR BALAS,
Cofondateur et dirigeant d'Impala

JÉRÔME BALLARIN,
Président de l'Observatoire de la parentalité en entreprise

AUDREY BARBIER-LITVAK,
Directeur général France and Europe du Sud, WeWork

MARIE BARROT,
Fondatrice d'AIM Prod

AGNÈS BAZIN,
Directeur du développement, Doctolib

ANNE-SOPHIE BEAUVAIS,
Directrice générale de Sciences-Po Alumni

SALOMÉ BERLIOUX,
Fondatrice de Chemins d'avenirs

ADRIEN BISSELICHES,
Fondateur et directeur général, My Pop Up Store

DENIS BLANC,
Directeur général d'Ayming

PHILLIP BLOND,
Fondateur de ResPublica

FLORE BONNARD,
Fondatrice de l'application Rezto

ANISSA BONNEFONT
Scénariste et réalisatrice

BRUNO BONNELL,
Président de l'EM Lyon Business School

JEAN-MARC BORELLO,
Président du GROUPE SOS

VALENCE BORGIA,
Cofondatrice de la Fondation des Femmes

GRÉGOIRE BORST,
Professeur de psychologie du développement et de neurosciences cognitives de l'éducation à l'Université Paris-Descartes

VANESSA BOUDIN-LESTIENNE,
Fondatrice de The Social Client

KAT BORLONGAN,
Directrice de La French Tech

VINCENT BOUNES,
Directeur de Pôle, Samu 31

KEVIN BOURGEOIS,
Cofondateur de Supermood

NICOLAS BOUZOU,
Fondateur d'Asterès

NICOLAS BRIEN,
CEO de France Digitale

TAMARA BRISK,
Fondatrice de Mokki

FRANCK BRUEL,
Directeur général adjoint d'Engie

JEAN-MARTIAL BUISSON,
Avocat associé chez Fromont Briens

MOUSSA CAMARA,
Président-fondateur de l'association Les Déterminés

ROBERT CANTARELLA,
Codirecteur du Centquatre

CAROLYN CARLSON,
Danseuse, chorégraphe, poétesse

LOUIS CHAMPION,
Directeur général de Stallergenes

JULIE CHAPON,
Cofondatrice de Yuka

THIBAUT CHARMEIL,
Directeur général France du groupe Ayming

XAVIER CHARPENTIER,
Cofondateur de FreeThinking

JEAN-LOUIS CHAUSSADE,
Directeur général de Suez Environnement

PAUL-ADRIEN CORMERAIS,
Fondateur de Pony

MATHIEU CORNIETI,
Président d'Impact Partenaires

ANNE-MARIE COUDERC,
Directrice générale de Presstalis

PROFESSEUR CHARLES COURT,
Chef du service orthopédie et traumatologie, Hôpital Bicêtre

THOMAS COURTOIS,
Président de Nickel

MOANO DADOU,
Fondateur de RefuHelp

AMY DAHAN,
Directrice de recherche au CNRS

JULIE DAUTEL,
Cofondatrice d'Eonef

FRANÇOIS DAVY,
Président du groupe Adecco

DAVID DE FARIA,
Directeur de Pôle Enfance

MARIE DEGRAND-GUILLAUD,
Directrice générale déléguée de Nickel

PAUL DE LEUSSE,
Directeur général adjoint du groupe Orange

MAXIME DELMOTTE,
Cofondateur de Balibart

JEAN-PHILIPPE DEROSIER,
Professeur de droit public à l'Université Lille 2 – Droit et Santé

TANGUY DESANDRE ET MARINE DESANDRE,
Fondateurs de maplaceencrèche

DIDIER DESCHAMPS
Directeur de Chaillot – Théâtre national de la danse

JEAN-LUC DOMENACH,
Créateur de l'Université Tsinghua

ERIC DOURNÈS,
Fondateur, Créa-Sud et animateur de l'émission de télévision Bonsoir le Béarn !

LAURENCE DRAKE,
Déléguée générale d'InPACT-Initiative

MATHIEU DUQUESNE,
Directeur de la stratégie de SNCF Logistics

JEAN-LOUP DUROUSSET,
Président de la Fédération de l'hospitalisation

BÉATRICE EASTHAM,
Fondatrice et directrice de Green Événements et Événements 3.0

MARIE EKELAND,
Fondateur de 2050

CAROLINE ELIACHEFF,
Docteure en médecine, psychanalyste et pédopsychiatre

CHARLOTTE EUZEN,
Associée, Tilder

PAOLA FABIANI,
Présidente de Wisecom

DOMITILLE FAFIN,
Directrice des relations institutionnelles et de la communication de Shell

JEAN-FRANÇOIS FALLACHER,
PDG, Orange España

MIREILLE FAUGÈRE,
Directrice générale, SNCF Voyages/ Assistance publique – Hôpitaux de Paris

FRÉDÉRIC FISBACH,
Codirecteur du Centquatre

HUBERT FLICHY,
Senior counsel au cabinet Flichy-Grangé Avocats

FRANÇOISE FORETTE,
Directrice d'ILC-France

NICOLAS FROISSARD
Porte-parole et codirigeant du GROUPE SOS

JEAN-BAPTISTE DE FROMENT,
Conseiller Éducation de Nicolas Sarkozy à l'Élysée

SOPHIE GAILLET,
Fondatrice de Grand-Mercredi

MARIANNE GALLARDO,
Project leader et research engineer chez Engie

MATHIEU GALLET,
Fondateur et président de Majelan

CRISTINA GARMENDIA,
Présidente de la Fundación España Constitucional

PIERRE GATTAZ,
Président du Medef

MARIE GEORGES,
Présidente de Willa, ex-Paris Pionnières

PHILIPPE GERMAIN
Directeur de Ciclic, l'agence régionale du Centre pour le livre, l'image et la culture numérique du Centre-Val de Loire

DAVID GORDON-KRIEF,
Associé UGGC Avocats

LAURENT DE GOURCUFF,
Fondateur de Paris Society

ELODIE GRIMOIN,
Cofondatrice & CTO d'Urban Canopee

ANNE-SOPHIE GROUCHKA,
Directrice relations et solutions clients chez Allianz

ISABELLE GUICHOT,
Directrice générale de Maje

KHAMSA HABOUCHI,
Directrice adjointe du Centre Virchow-Villermé

VANESSA HARY,
Fondatrice, Les Intrépides

PAUL HATTE,
PDG de Hatis

NICOLAS HAZARD,
Fondateur d'Inco

CHRISTOPHE HEUGAS,
Docteur, Laboratoire Biopyrénées

ANNE HIDALGO,
Maire de Paris

KLAUS HOMMELS,
Fondateur de Lakestar

MARTIN HOOK,
Directeur général d'Ayming UK

TAREK S. HOSNI,
Directeur général d'Alvarez & Marsal

SARAH HUISMAN-CORIDIAN,
Associée-fondatrice et directrice générale d'Equanity

THIERRY JADOT,
Président de Dentsu Aegis Network France

OLIVIER JAILLON,
Président, Chief executive & Enablement Officer, Wakam

PATRICK JEANTET,
Président-directeur général de SNCF Réseau

MARCEL KAHN,
Directeur général du groupe MACSF

NATHANAËL KARMITZ,
PDG, MK2

FREDERIK W. DE KLERK,
Prix Nobel de la paix 1993

GUILLAUME KLOSSA,
Fondateur d'EuropaNova

GASPARD KOENIG,
Fondateur du think tank GenerationLibre

ALAIN KRAKOVITCH,
Directeur de SNCF Transilien

ARNAUD DE LACOSTE,
Directeur général d'Acticall Sitel

OLIVIER LACRAMPE,
Docteur, Laboratoire Biopyrénées

INGRID LAMRI,
Project director chez Engie

VÉRONIQUE LANGLOIS,
Cofondatrice de FreeThinking

SERGE LASVIGNES
Président du Centre national d'art et de culture Georges-Pompidou

FRÉDÉRIC LATROBE,
Associé cabinet Tilder

JEAN-YVES LE GALL,
Président du Centre national d'études spatiales

LUDOVIC LE MOAN,
Cofondateur de Sigfox

FABRICE LE SACHÉ,
Fondateur d'Aera

PHILIPPE LEMOINE,
Président de la Fondation Internet nouvelle génération

PHILIPPE LENTSCHENER,
Président de Publicis France

MATTHIAS LERIDON,
Président-fondateur de Tilder

ENRICO LETTA,
Doyen de l'École des affaires internationales de Sciences-Po

AUDE LETTY,
Directrice Innovation Santé et déléguée générale de l'Institut du Bien Vieillir Korian

CHEN LIFANG,
Corporate Senior Vice-President and Director of the Board, Huawei

PASCAL LORNE,
Fondateur et CEO de Gojob

MARINA MAESTRUTTI,
Maîtresse de conférences en sociologie à l'Université Paris 1 Panthéon-Sorbonne, Cetcopra

THIERRY MALANDAIN,
Chorégraphe et directeur, Centre chorégraphique national de Nouvelle-Aquitaine en Pyrénées-Atlantiques/Malandain Ballet Biarritz

ANGÈLE MALÂTRE-LANSAC,
Directrice déléguée à la santé à l'Institut Montaigne

PIERRE-ALAIN DE MALLERAY,
Directeur général du groupe Santiane

MOUSSA MARA,
Premier ministre du Mali

EMMA MARCEGAGLIA,
Présidente d'Eni

STÉPHANE MARIACCIA,
Animatrice d'ateliers de mémoire, L'Association Komedia

PHILIPPE MAS,
Fondateur de Modularche

MICHEL MATHIEU,
Directeur général de LCL

OLIVIER MATHIOT,
Directeur général de 2050

DOMINIQUE MÉDA,
Directrice de l'Irisso

BRUNO METTLING,
Président d'Orange Middle East and Africa

MARC MÉZARD,
Directeur de l'École normale supérieure de Paris

SACHA MICHAUD,
Fondateur de Glovo

CHRISTIAN MIELE,
Président de German Startups Association

ERIC MIGNOT,
Président et fondateur de +Simple

FATIHA MLATI,
Directrice de l'intégration chez France terre d'asile

JEAN-PAUL MOCHET,
Directeur général de Franprix

DOMINIQUE MOCKLY,
Président de Teréga

GRÉGORY MOLLET-VIÉVILLE ET ROMAIN RAINAUT,
Créateurs de CYD

FRANÇOIS DE MONTAUDOUIN,
Membre du Ayming Institute's Advisory Board et Senior advisor, Tilder

FILIPPO MONTELEONE,
Directeur général délégué du groupe Générale de santé

AURÉLIE MOTTA-RIVEY,
Vice-présidente de l'AFNU

ANTOINE MOTTE,
Créateur de Constructions-3D

CLAUDE NAHON,
Directrice du développement durable et de l'environnement au sein du groupe EDF

SÉVERIN NAUDET,
Fondateur et global CEO de Socialyse

AXELLE N'CIRI,
Fondatrice de MAP-Patho

OLIVIER NICOLAS,
Membre du Comité exécutif, LCL

KEVIN ORTEGA,
Fondateur de Coiff in the street

HAIBA OUAISSI,
Cofondateur de la plateforme lecontratdetravail.com

AMÉLIE OUDÉA-CASTÉRA,
Directrice marketing et digital du groupe AXA

RACHID OURAMDANE
Codirecteur du Centre chorégraphique national de Grenoble

ALI PARSA,
Fondateur et PDG de Babylon Health

MICHEL PAULIN,
PDG, OVHcloud

EMMANUEL PETIOT,
Directeur général de Deinove

NICOLAS PETROVIC,
PDG de France & Belgique, Siemens

CÉLINE PEUDENIER,
Directrice générale Commerce et services du GROUPE SOS

FABIEN PIAZZON,
Associé Qualité de vie au travail chez Ayming

ALAIN PICARD ,
Directeur général de SNCF Logistics

FRANÇOIS PIGNOL,
Directeur Grands comptes Luxe chez Google Paris

LAURIE PILO,
Directrice générale d'Ayming Benelux

THOMAS PLANTENGA,
PDG de Vinted

OLIVIER POIVRE D'ARVOR,
Ambassadeur de France en Tunisie

CÉLIA PONCELIN,
Fondatrice de Lunetist

MARIE-ALICE THIERRY PORTMANN,
Directrice des ressources humaines, Ayming

PHILIPPE POULETTY,
Cofondateur de Truffle Capital

CYRIL QUENET,
Cofondateur de Label Famille

PIERRE RABHI,
Créateur du mouvement Colibris

JONAS RAMUZ,
Président et cofondateur de Quai 36

RAYMOND REDDING,
Directeur général du Courrier de La Poste

FLORIAN REINAUD,
Cofondateur et président de Concilio

HELMUT REISINGER,
CEO d'Orange Business Services

HUGUES RENSON,
Vice-président de l'Assemblée nationale

SANDRA REY,
Fondatrice et PDG de Glowee

STÉPHANE RICHARD,
Président-directeur général d'Orange

ANNE RIGAIL,
Directrice générale d'Air France

RÉMY RIOUX,
Directeur général de l'Agence française de développement

GAËL RIVA,
Organisateur du Drive Repas solidarité de la Loubière

ROBIN RIVATON,
Directeur général de l'agence d'attractivité de la région Île-de-France

LUCIE-ÉLÉONORE RIVERON,
Cofondatrice et présidente de Fauve Paris

PATRICK ROPERT,
Directeur général de SNCF Gares & Connexions

PÈRE MATTHIEU ROUGÉ,
Docteur en théologie

NICOLAS ROUSSELET,
Président de G7, ADA et Homebox

GÉRARD SAILLANT,
Médecin, consultant, Fédération internationale de l'automobile

CÉDRIC SANIAL,
Agriculteur en Haute-Loire

MICHEL SAPIN,
Ministre des Finances et des Comptes publics

MARIE-LAURE SAUTY DE CHALON,
Présidente de Carat

JACQUES-OLIVIER SCHATZ,
Directeur des opérations, Wakam

WOLFGANG SCHÄUBLE,
Ministre fédéral des Finances

OLIVIER SCHWARTZ,
Directeur de l'unité de recherche Virus et immunité à l'Institut Pasteur

VINCENT SCIANDRA,
PDG de METRON

HERVÉ SECK,
Chef de projet chez Diambars

MOUNA SEPEHRI,
Associée, Tilder

OLIVIER SIBONY,
Associé, McKinsey

YANNICK SILVA,
Designer et inventeur, Yanook

VICTOR SIMON,
Président de WorldSkills France Champions

ALVARO DE SOTO,
Professeur à l'École d'affaires internationales de Sciences-Po Paris

MARTIN STEPHAN,
Directeur général adjoint de Carbios

VOLKAN TANACI,
Fondateur de CityBzz

AURÉLIE THÉVENET,
Fondateur de Linestie

JEAN TODT,
Président de la FIA

ALBERT TOIKEUSSE MABRI,
Ministre des Affaires étrangères de la république de Côte d'Ivoire

CAMILLE THOMAS
Violoncelliste

VINCENT TOMASETIG,
Coordinateur de groupe, Maker Béarn

MARIE TRELLU-KANE,
Présidente-fondatrice d'Unis-Cité

CÉCILE VERDIER,
Présidente de Christie's France

AGNÈS VERDIER-MOLINIÉ,
Directrice de la fondation iFRAP

AUGUSTIN VERLINDE,
Fondateur de Frizbiz

GILLES VERMOT DESROCHES,
Directeur Développement durable de Schneider Electric

DANIEL VERVLOET,
Président de la FFAL

MARTIN VIAL,
Directeur général d'Europ Assistance

FRÉDÉRIC VINCENT,
Président de Nexans

BENOÎT VOITURIEZ
Directeur administratif et financier du Ballet Preljocaj

JEAN-PIERRE WIEDMER,
Président de HSBC Assurances

PASCALE WITZ,
Présidente de PWH Advisors

CAMILLE ZONCA,
Cofondatrice de Label Famille

DEBATS PUBLICS

Retrouvez-nous sur le site internet
de Débats Publics

www.debatspublics.com

Les éditions Débats Publics s'engagent
dans une démarche de développement durable
par respect pour leurs lecteurs
et pour l'environnement.

La conception, la composition et l'impression
de ce livre ont été réalisées en France.

Direction artistique : Bureau des formes
Composition et mise en pages : Nord Compo
Impression : Normandie Roto SAS

Première édition : Novembre 2021

Cet ouvrage est également disponible
au format eBook.

L'imprimerie Normandie Roto SAS
est labellisée Imprim'Vert®,
et la couverture ainsi que le papier intérieur de l'ouvrage
sont issus de forêts certifiées PEFC.

ISBN : 978-2-37509-662-8
Achevé d'imprimer en novembre 2021
N° d'impression : 2104223
Dépôt légal : novembre 2021

Imprimé en France

PEFC
10-31-2541
Certifié PEFC
Ce produit est issu de forêts gérées durablement et de sources contrôlées
www.pefc-france.org